トコトンわかる

てんかん発作の
聞き出し方と薬の使い方

川崎 淳

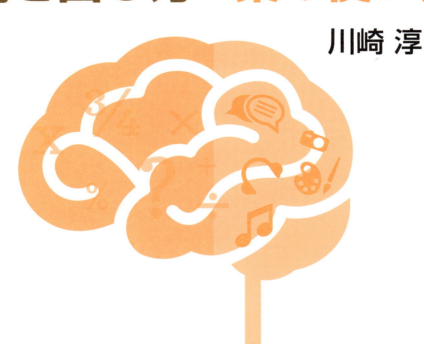

Kinpodo

はじめに

　この本は私が 2012 年から 2016 年までに行った，主に若手の精神科医を対象にしたてんかんの勉強会を基に書いています。これに一般医または精神科医を対象にした講演会の内容を加え，さらにもっと話をしたいことや，数々の症例，失敗談などを合わせて読みやすくしたものです。対象とする患者さんは思春期から 60 歳までで，脳の器質的疾患も知的障害も伴わない方です。最後に施設に通所または入所している知的障害を持つてんかん患者さんについても書き加えています。これは精神科医が時として知的障害者施設の嘱託医を引き受けることがあるからです。

　てんかん勉強会は当初脳波の勉強会として依頼を受けました。今の精神科医はほとんど脳波が読めなくなっているので，脳波の読み方を教えてほしいと言うことでした。私は脳波の専門家ではなく，あくまでてんかんの診療の一部として脳波を見ていますので，てんかん患者さんまたはてんかんの疑いで受診した人以外の脳波は見ることがありませんが，てんかんの脳波についてなら少しは教えられますと言うことで勉強会を始めました。

　ただ実際のてんかん診療において脳波の重要性は問診よりもはるかに劣ります。そして問診の中では発作症状を聞き出すことが非常に重要です。この発作症状を聞き出すという行為には，いくつか重要なポイントがあります。ポイントを外すと中身のない問診になってしまいます。しかしながら多くの精神科医は脳波さえ読めるようになればてんかん診療ができるようになると錯覚しています。この誤解を解くために脳波だけでなく，発作症状などを詳しく解説することにしました。だいたい月 1 回で，1 回 1 時間の講義，参加者は毎回 5 〜 10 人程度のお気楽な会でした。この勉強会を基にしてもう少し話をしたいことを書き加えました。特に発作症状については，目撃者や本人の陳述も併せて詳細に書いています。それからできるだけ教科書には載っていないことを書くことにしました。すなわち各項目にあった症例，日常の臨床に役立つちょっとしたヒント，常識的なのに意外に本には書いていないことなどを載せるようにしています。日常臨床的なことは論文にはあまりなりませんのでエビデンスには乏しいのですが，エビデンスのあることのみでは臨床はできません。ただ臨床医には一人ひとりのくせもあって，私が日常臨床でやっていることが果たして正しいかと言われると難しいところもあります。この本ではそのあたりの批判を承知の上で私の臨床経験に基づいて多少独善的な意見を書いています。あまり鵜呑みにはしないでください。治療法についてはできるだけ複数のやりかたを書いたつもりです。選択は皆さん自身の判断にお任せします。

はじめに

　発作症状については本を読むだけではイメージが湧きにくいと思います。これについては拙書「てんかん発作　こうすればだいじょうぶ」(クリエイツかもがわ，2008　改訂版 2014) をご参照下さい。これはもともと一般の人向けにてんかん協会との協力で書いた本ですが，発作症状と介助方法を実演した DVD がついています。専門医以外の医師には分かりやすいと好評です。本書と併せてご覧下さい。

2017 年 9 月

川崎　淳

目 次

はじめに   *i*

序章　精神科医はてんかん診療に向いている   *1*

精神科医に期待されるてんかん診療 ························· 2

1章　てんかん発作症状   *3*

1. てんかんとは ··· 4

　　コラム　てんかんの原因 ································· 5

2. てんかん発作症状　目撃者や本人の報告の特徴 ··········· 6
　　A. 目撃者の報告の特徴 ································· 6
　　症例1　紹介状と本人報告の食い違い ················· 7
　　B. 本人の報告の特徴 ································· 7
　　症例2　患者は聞かれたこと以外申告しない ············· 8

3. 複雑部分発作　絶対に見逃してはいけないが結構見逃される発作 ··········· 10
　　A. 一般的な発作症状 ································· 11
　　B. 意識消失より，おかしな行動で発作に気づくことが多い ········· 11
　　C. 生返事はあてにならない ························· 12
　　D. 発作後の記憶障害はほとんど気づかれない ············· 12
　　症例3　複雑部分発作後の記憶障害 ················· 12

4. 側頭葉てんかんの複雑部分発作2　本人の感じ方 ··········· 14
　　A. 本人の感じ方 ································· 14
　　B. 前兆の確認は重要 ································· 14
　　C.「一瞬」の意識消失は通常「1分以上」 ················· 14
　　症例4　20年間てんかんと診断されなかった単純部分発作→複雑部分発作 ··· 15

5. 単純部分発作 ··· 17

Ａ．目撃者が異変に気づくのは運動徴候を伴う発作と失語発作……………… 17

Ｂ．ポイントは「毎回同じ症状」「数分以内」「意識消失に先行」の三つ…… 18

症例5　二つの意識 ……………………………………………………… 18

コラム　てんかん発作の誘因 …………………………………………… 19

6. 二次性全般化発作と強直間代発作（てんかん大発作）………… 20

Ａ．目撃者の「痙攣5分」は実際には1分 ………………………………… 21

Ｂ．咬舌，失禁，発作後の頭痛，全身の筋肉痛，嘔気・嘔吐の有無は
必ず確認する………………………………………………………………… 22

Ｃ．転倒があったかどうかの確認も重要……………………………………… 22

Ｄ．記憶を失っている時間も確認………………………………………………… 23

7. 強直間代発作と二次性全般化発作の鑑別 ……………………………… 24

Ａ．前兆（単純部分発作）が先行すれば二次性全般化発作／
ミオクロニー発作が先行すれば強直間代発作…………………………… 24

Ｂ．「前兆」がない時は目撃者の証言が頼り ……………………………… 25

8. 前頭葉起源の複雑部分発作は症状が変わっている ……………… 26

Ａ．目撃はしばしば得られない……………………………………………… 27

Ｂ．本人の証言が誤診を招く………………………………………………… 27

症例6　睡眠中の動悸，呼吸困難を訴える男子高校生 ………………… 27

9. 欠神発作（非定型欠神発作も含む）………………………………… 29

Ａ．有名だが皆に誤解されている発作……………………………………… 29

Ｂ．欠神発作は成人患者では問題にならない……………………………… 29

Ｃ．目撃者は気がつかない。本人も気がつかない？……………………… 30

10. ミオクロニー発作：あまり知られていないが，欠神発作よりも重要な発作… 31

Ａ．軽いのでほとんど気づかれないが知的障害のない例では重要………… 31

Ｂ．目撃者は物を落としたことで気がつく………………………………… 31

Ｃ．本人が気がつかないこともある………………………………………… 32

11. 強直発作と脱力発作 ……………………………………………………… 33

Ａ．強直発作………………………………………………………………… 33

Ｂ．脱力発作………………………………………………………………… 33

| コラム | てんかん発作を起こした夢 …………………………………………… | 34 |

2章　てんかん症候群 　　　　　　　　　　　　　　　　　　　　　　*35*

1. てんかん症候群分類の考え方 …………………………………………… 36
　Ａ．てんかん症候群分類（1989 年の国際分類をもとに作成）…………………… 36
　Ｂ．「部分」か「全般」か，「特発性」か「症候性」かで四つに分類………… 37
　Ｃ．四つのグループの概略………………………………………………………… 37

2. 症候性部分てんかん ………………………………………………………… 39
　Ａ．側頭葉てんかん………………………………………………………………… 39
　Ｂ．前頭葉てんかん………………………………………………………………… 39
　Ｃ．後頭葉てんかん………………………………………………………………… 39
　Ｄ．頭頂葉てんかん………………………………………………………………… 40
　Ｅ．発症年齢は重要………………………………………………………………… 40

3. 特発性全般てんかん ………………………………………………………… 41
　Ａ．時には診る可能性のある「特発性全般てんかん」………………………… 41
　Ｂ．まず診ることはない「小児欠神てんかん」………………………………… 41
　Ｃ．もともと症例が少ない若年欠神てんかん…………………………………… 42
　Ｄ．正しく診断できればあなたも名医になれる「若年ミオクロニーてんかん」
　　　／ポイントは起床直後のミオクロニー発作 ………………………………… 42
　Ｅ．覚醒時大発作てんかん………………………………………………………… 42
　Ｆ．その他の特発性全般てんかん………………………………………………… 43
　　症例 7　断薬により再発した特発性全般てんかんの男性 …………………… 43

4.「潜因性/症候性全般てんかん」または「てんかん性脳症」 44
　Ａ．ウエスト症候群（点頭てんかん）有名なので参考までに………………… 44
　Ｂ．レンノックス・ガストー症候群　難治てんかんの代表例………………… 44
　Ｃ．ドラベ症候群（乳児重症ミオクロニーてんかん）
　　　珍しいが知っておいてもよいかも………………………………………… 45

5. 特発性部分てんかん ………………………………………………………… 46
　Ａ．中心・側頭部に棘波をもつ良性小児てんかん……………………………… 46
　Ｂ．パナイオトポーラス症候群…………………………………………………… 46

v

C．小児後頭葉てんかん（ガストー型） ……………………………………… 46

3章　てんかんの鑑別診断と分類診断　47

1. **てんかんの鑑別診断　診断の手順と聴取のポイント** …………………… 48
   A．てんかんかどうかの鑑別は患者さんの人生を左右する…………………… 48
   B．診断に重要なのは問診で脳波は時に誤診の原因になる…………………… 48
   C．本人から聴取する時のポイント …………………………………………… 48
   D．目撃者から聴取する時のポイント ………………………………………… 49

2. **失神発作** …………………………………………………………………………… 50
   A．失神発作について（意識消失と転倒を主訴とした場合） ………………… 50
   B．失神発作をてんかん発作と誤られやすいもの……………………………… 51
   　症例8　前兆に続いて意識消失，転倒，全身痙攣？ ……………………… 51
   C．てんかんを失神発作と誤られやすいもの………………………………… 52
   　症例9　失神発作と診断されたが，自動車運転をためらっていた男性 …… 53

3. **心因性非てんかん発作** ………………………………………………………… 55
   A．心因性非てんかん発作を持つ症例の特徴………………………………… 55
   B．心因性非てんかん発作の症状の特徴……………………………………… 55
   C．鑑別診断…………………………………………………………………… 56
   　症例10　「痙攣重積」で治療され難治に経過した心因性非てんかん発作… 57

4. **心因性非てんかん発作　その2** ……………………………………………… 59
   A．心因性非てんかん発作とてんかん発作と区別がつきにくいもの：
   　側頭葉起源の複雑部分発作………………………………………………… 59
   B．てんかん発作を心因性発作と誤られやすいもの………………………… 59

5. **パニック発作とREM睡眠行動異常症** ……………………………………… 61
   A．パニック発作の特徴………………………………………………………… 61
   B．REM睡眠行動異常症について ………………………………………… 62

6. **症状からはてんかんと鑑別不能またはてんかんの原因となる重要な疾患** …… 64
   A．脳腫瘍（特に悪性腫瘍）…………………………………………………… 64
   B．脳動静脈奇形や海綿状血管腫など………………………………………… 64
   C．その他……………………………………………………………………… 64

7. てんかんの分類診断 ……………………………………………… **65**
　　Ａ．分類診断を行うための手がかり ……………………………… 66

8. てんかんの分類診断 2 ……………………………………………… **68**
　　Ａ．「特発性全般てんかん」か「症候性部分てんかん」の鑑別 ………… 68
　　Ｂ．「レンノックス・ガストー症候群」と「症候性部分てんかん」の鑑別 … 69

9. てんかんの診断に必要な検査 ……………………………………… **71**
　　Ａ．脳波検査 ………………………………………………………… 71
　　Ｂ．画像検査の読影は他科の医師に任せましょう ……………… 73

4 章　薬物治療　　　　　　　　　　　　　　　　　　　　*75*

1. 治療の開始 ……………………………………………………… **76**
　　Ａ．通常は 2 回目の発作から治療を開始 ………………………… 76
　　Ｂ．「てんかん大発作」1 回で治療を開始するかどうか ………… 77
　　Ｃ．「てんかん大発作」が 2 回起こった場合 …………………… 78
　　Ｄ．複雑部分発作の場合 …………………………………………… 78
　　Ｅ．意識のある発作の場合 ………………………………………… 78

2. 薬剤選択 ………………………………………………………… **80**
　　Ａ．新薬の登場で薬剤選択の幅が拡がる ………………………… 80
　　Ｂ．副作用による選択 ……………………………………………… 81
　　Ｃ．相互作用による選択 …………………………………………… 81
　　Ｄ．薬の値段による選択 …………………………………………… 81

3. てんかん症候群分類，発作型に合った薬とは ………………… **82**
　　Ａ．「症候性部分てんかん」主な薬のほとんどが効果あり ……… 82
　　Ｂ．「特発性全般てんかん」VPA は万能　他の薬剤は一部にのみ有効 ……… 83
　　Ｃ．てんかん性脳症（主としてレンノックス・ガストー症候群）VPA と
　　　　他の薬剤を併用 ………………………………………………… 83

4. 薬の投与方法の原則 …………………………………………… **85**
　　Ａ．薬の増量法の原則 ……………………………………………… 85
　　Ｂ．発作が止まるまで増量 ………………………………………… 85
　　Ｃ．副作用が出た場合 ……………………………………………… 86

5. 実際の臨床場面での薬の投与方法 1　現在の発作状況を三つに分類 ………… 87

　A．教科書的には，最初の薬の効果判定は「発作消失」と「発作持続」の
　　　2分法 …………………………………………………………………… 87

　B．「開始した薬を継続するかどうか」と
　　　「今後投薬調整を行う必要があるのか」の二つを分けて考える ……… 88

　C．「開始した薬を継続するかどうか」は投薬前後の状態を比較 ………… 89

　D．現在の発作状況は「発作なし」「発作あり・生活に支障なし」
　　　「発作あり・生活に支障あり」の三つに分類する ……………………… 89

　　　症例 11　結婚後「発作が消失した」60 代女性 ……………………… 90

6. 実際の臨床場面での薬の投与方法 2　三つのステップを繰り返す …………… 92

　A．最初の薬を継続するかどうかは「投薬前後の状態を比較」…………… 92

　B．次の治療法を行うかどうかは「現在の発作状況」を見て決める……… 92

　C．2番目の薬を継続するかどうかは「投薬前後の状態を比較」………… 92

　D．新しい薬を継続する場合，もともと服用していた薬剤の減量中止を考える … 93

　E．さらに次の治療法を行うかどうかは「現在の発作状況」を見て決める… 93

　F．その後は同様のことを繰り返す……………………………………… 94

　G．薬の開始も「現在の発作状況」から考えることが可能……………… 94

　H．前医から患者を引き継いだ時も「現在の発作状況」が重要………… 94

　I．特殊な状況：発作頻度の少ない場合の増量方法…………………… 95

　J．特殊な状況 2：新しい薬を追加して副作用が出た場合，
　　　元の薬の減量も一つの方法………………………………………… 95

7. 薬物血中濃度 ………………………………………………………………… 96

　A．薬の血中濃度とは…………………………………………………… 96

　B．有効血中濃度はあくまで目安……………………………………… 96

　C．個々の症例について至適血中濃度を決定することが一番重要………… 97

8. 抗てんかん薬の副作用 …………………………………………………… 98

　A．よくみられる副作用………………………………………………… 98

　B．そのほかの副作用…………………………………………………… 100

　　　コラム　薬の添付文書について ………………………………… 101

9. 各薬剤について知っておくべき特性 ……………………………………… 102

　A．相互作用……………………………………………………………… 102

B．肝代謝酵素 CYP450 酵素と UGT アイソザイムについて …………… 103

C．作用機序はあまり診療の役に立たない………………………………… 103

D．体内動態…………………………………………………………………… 103

E．定常状態に達するまでの時間は半減期の 5 倍 ……………………… 104

F．蛋白結合率の高い薬剤の血中濃度は要注意………………………… 104

G．投与量と血中濃度の関係 ……………………………………………… 105

10. 治療の終了 …………………………………………………………… 106

A．治療の終結は慎重に……………………………………………………… 106

症例 12　減薬で発作が再発し 2 年間自動車運転が出来なくなった男性 … 106

5 章　薬物療法　各薬剤の特徴　　　　109

1. カルバマゼピン（CBZ）……………………………………………… 110

A．「部分てんかん」に対する第一選択薬 ………………………………… 110

B．発疹は投与初期に，ふらつきは投与初期と増量時に注意…………… 110

C．相互作用が多いのは多くの代謝酵素を誘導するから………………… 111

D．クラリスロマイシンは併用に注意……………………………………… 111

E．抗 C 型肝炎ウイルス薬，抗精神病薬の濃度を低下させる ………… 111

F．日内変動が大きいので時には分 4 投与も必要 ……………………… 112

G．3 日で定常状態に ………………………………………………………… 112

H．必ず少量から投与開始する……………………………………………… 112

症例 13　CBZ 単剤で 3 人出産した後頭葉てんかんの 1 例 ……………… 113

2. バルプロ酸ナトリウム（VPA）……………………………………… 114

A．「全般てんかん」に対して最も有効な薬剤 …………………………… 114

B．催奇性と体重増加が問題………………………………………………… 114

C．徐放剤では外側の殻が溶けずに排泄…………………………………… 115

D．PB, LTG は併用注意　カルバペネム系抗生物質は併用禁忌………… 115

E．作用機序が様々なためか多くの発作型に有効………………………… 115

F．有効血中濃度および投与量……………………………………………… 116

症例 14　VPA400mg で 2 児を出産した特発性全般てんかんの女性 ……… 117

3. フェニトイン（PHT）………………………………………………… 118

A．適応は CBZ と同じでより強力 ………………………………………… 118

B．副作用も強力なのが難点………………………………………………… 118

ix

C．相互作用の多さも一番⋯⋯⋯⋯⋯⋯⋯⋯⋯⋯⋯⋯⋯⋯⋯⋯⋯ 119

D．血中濃度が高いと半減期が長くなる⋯⋯⋯⋯⋯⋯⋯⋯⋯⋯⋯⋯ 119

E．蛋白結合率は高く，妊娠中，高齢者は注意⋯⋯⋯⋯⋯⋯⋯⋯⋯ 119

F．CBZ と同じくナトリウムチャネル阻害 ⋯⋯⋯⋯⋯⋯⋯⋯⋯⋯ 120

G．最も血中濃度測定が必要な薬剤⋯⋯⋯⋯⋯⋯⋯⋯⋯⋯⋯⋯⋯⋯ 120

H．25mg 単位で投与量調整　5kg 以上の体重変動に注意 ⋯⋯⋯⋯ 120

I．フェニトイン中毒では大幅な減量または一時中止が必要⋯⋯⋯⋯ 121

J．フェニトイン中毒は症状が改善してからが要注意⋯⋯⋯⋯⋯⋯ 121

K．付録　ホスフェニトイン　PHT のプロドラッグ ⋯⋯⋯⋯⋯⋯ 121

　症例 15　相互作用の問題から PHT を LEV に変更した症候性部分

　てんかんの女性⋯⋯⋯⋯⋯⋯⋯⋯⋯⋯⋯⋯⋯⋯⋯⋯⋯⋯⋯⋯⋯ 122

　症例 16　PHT から LEV への変更がうまく行かなかった側頭葉てんかんの女性 ⋯ 122

4. フェノバルビタール（PB） ⋯⋯⋯⋯⋯⋯⋯⋯⋯⋯⋯⋯⋯⋯⋯⋯⋯ 123

A.「てんかん大発作」にはかなり有効 ⋯⋯⋯⋯⋯⋯⋯⋯⋯⋯⋯ 123

B．眠気が強いのが難点⋯⋯⋯⋯⋯⋯⋯⋯⋯⋯⋯⋯⋯⋯⋯⋯⋯⋯ 123

C．肝代謝で相互作用が多い⋯⋯⋯⋯⋯⋯⋯⋯⋯⋯⋯⋯⋯⋯⋯⋯ 124

D．半減期が長く日内変動が小さい⋯⋯⋯⋯⋯⋯⋯⋯⋯⋯⋯⋯⋯ 124

E．作用機序⋯⋯⋯⋯⋯⋯⋯⋯⋯⋯⋯⋯⋯⋯⋯⋯⋯⋯⋯⋯⋯⋯⋯ 124

F．有効血中濃度および投与量⋯⋯⋯⋯⋯⋯⋯⋯⋯⋯⋯⋯⋯⋯⋯ 124

G．付録　プリミドン（PRM） ⋯⋯⋯⋯⋯⋯⋯⋯⋯⋯⋯⋯⋯⋯⋯ 125

5. ゾニサミド（ZNS） ⋯⋯⋯⋯⋯⋯⋯⋯⋯⋯⋯⋯⋯⋯⋯⋯⋯⋯⋯⋯ 126

A．適応・効果　強さは CBZ とほぼ同等で適応はやや広い ⋯⋯⋯ 126

B．主な副作用　食欲低下，尿路結石に注意⋯⋯⋯⋯⋯⋯⋯⋯⋯⋯ 126

C．代謝，相互作用，半減期など⋯⋯⋯⋯⋯⋯⋯⋯⋯⋯⋯⋯⋯⋯ 126

D．有効血中濃度および投与量⋯⋯⋯⋯⋯⋯⋯⋯⋯⋯⋯⋯⋯⋯⋯ 127

6. クロバザム（CLB） ⋯⋯⋯⋯⋯⋯⋯⋯⋯⋯⋯⋯⋯⋯⋯⋯⋯⋯⋯⋯ 128

A．クロバザムは他の新薬に劣らず有効⋯⋯⋯⋯⋯⋯⋯⋯⋯⋯⋯ 128

B．あらゆる発作に併用療法で有効⋯⋯⋯⋯⋯⋯⋯⋯⋯⋯⋯⋯⋯ 128

C．眠気とイライラに注意。副作用は比較的少ない⋯⋯⋯⋯⋯⋯⋯ 129

D．活性代謝産物（DMCLB）が重要 ⋯⋯⋯⋯⋯⋯⋯⋯⋯⋯⋯⋯ 129

7. その他のベンゾジアゼピン系の薬 ⋯⋯⋯⋯⋯⋯⋯⋯⋯⋯⋯⋯⋯ 130

A．クロナゼパム（CZP） ⋯⋯⋯⋯⋯⋯⋯⋯⋯⋯⋯⋯⋯⋯⋯⋯⋯ 130

B．ジアゼパム（DZP） ……………………………………………………………… 130

8. ラモトリギン（LTG） …………………………………………………………… 131
　A．「部分てんかん」「全般てんかん」いずれにも効果…………………………… 131
　B．眠気は少なめ　発疹に注意………………………………………………………… 131
　C．抗てんかん薬との相互作用に注意……………………………………………… 132
　D．投与量については必ず添付文書通りかそれ以下にする……………………… 132
　　症例 17　挙児希望のため LTG に変更した特発性全般てんかんの女性 …… 133
　　症例 18　LTG が著効を示した 27 歳レンノックス・ガストー症候群の女性 … 133

9. レベチラセタム（LEV） ………………………………………………………… 135
　A．「部分てんかん」と「特発性全般てんかん」に有効 …………………………… 135
　B．眠気，うつ，イライラに注意……………………………………………………… 135
　C．他の薬剤との相互作用はほとんどない………………………………………… 136
　D．作用機序は他の薬剤と全く異なる……………………………………………… 136
　E．有効血中濃度および投与量……………………………………………………… 136
　　症例 19　てんかんで未治療の 17 歳女性 ……………………………………… 136
　　症例 20　若年ミオクロニーてんかん＋うつ状態の 30 歳女性………………… 137
　　症例 21　CBZ で薬疹が出現した側頭葉てんかんの 57 歳男性………………… 138

10. その他の新薬 ……………………………………………………………………… 139
　A．ガバペンチン（GBP） …………………………………………………………… 139
　B．トピラマート（TPM） …………………………………………………………… 140
　　症例 22　TPM が著効を示した 21 歳レンノックス・ガストー症候群の男性 … 141
　C．ルフィナミド（RFN） …………………………………………………………… 141
　D．スチリペントール（STP） ……………………………………………………… 142

11. 2016 年に発売された新薬 ……………………………………………………… 143
　A．ペランパネル（PER） …………………………………………………………… 143
　B．ラコサミド（LCM） ……………………………………………………………… 144

12. 旧来薬の使い方のコツ　ふらつきが出た時 ………………………………… 145
　A．CBZ 単剤を増量中にふらつき出現。CBZ を減量？ ………………………… 145
　B．PHT と PB 両方の血中濃度上昇。どちらを減量？　両方減量？ ………… 145
　C．PHT と CBZ の血中濃度はいずれも基準値内。どうする？ ……………… 146
　D．CBZ と VPA 併用中。VPA 増量でふらつき。どうする？ ………………… 146

E．CBZ 単剤投与で，ある日突然ふらつき。 ……………………… 147

6 章　てんかん性精神症状　149

1. てんかん性精神症状について ……………………………………… 150

2. 発作周辺期精神症状 ………………………………………………… 152

3. てんかん性精神病とは ……………………………………………… 153

4. 発作後精神病 ………………………………………………………… 154
　症例 23　発作後精神病を繰り返した側頭葉てんかんの女性 …………… 154

5. 交代性精神病 ………………………………………………………… 156
　症例 24　長く交代性精神病を繰り返した症候性部分てんかんの男性 …… 157

6. 発作間欠期精神病 …………………………………………………… 158
　症例 25　発作間欠期精神病（急性精神病）を示した会社員 …………… 158
　症例 26　発作間欠期精神病（慢性統合失調症様精神病）を示している
　　　　　レンノックス・ガストー症候群の女性 ………………………… 159

7. てんかんの性格特徴 ………………………………………………… 160
　Ａ．側頭葉てんかんの性格特徴 …………………………………………… 160
　Ｂ．前頭葉てんかんの性格特徴 …………………………………………… 161
　Ｃ．特発性全般てんかんの性格特徴 ……………………………………… 161

　コラム　特発性全般てんかん特に若年ミオクロニーてんかんで見られる性格特徴 … 162

7 章　日常生活・社会生活上の注意点　163

1. 日常生活の注意 ……………………………………………………… 164
　Ａ．服薬について …………………………………………………………… 164
　Ｂ．てんかん発作の予防には睡眠が一番重要 …………………………… 164
　Ｃ．飲酒は適量なら大丈夫 ………………………………………………… 164
　Ｄ．水の事故（入浴，プール，海水浴など）…………………………… 165

2. 自動車運転 ··· **166**

　　Ａ．複雑部分発作を見逃さないことが重要 ························· 166

　　Ｂ．患者さんに道路交通法の規定を正確に伝える ············· 167

　　Ｃ．てんかん発作の申告 ··· 168

　　Ｄ．運転免許に関する診断書 ······································ 169

　　Ｅ．運転に支障のある発作が 2 年以内に起こった場合は ···· 170

　　Ｆ．患者さんから診断書を求められたら断らない ············· 170

8 章　施設の嘱託医を引き受けた時に読む章　　　*173*

1. 知的障害者に見られるてんかんの特徴 ························· **174**

　　Ａ．てんかんの有病率が高い ······································ 174

　　Ｂ．前頭葉てんかんやレンノックス・ガストー症候群が多い ··· 174

　　Ｃ．発症年齢が早い ·· 175

　　Ｄ．必ずしも難治とは限らないが一部は極めて難治 ··········· 175

2. 施設入所者の難治てんかんを診る際の問題点 ············· **176**

　　Ａ．てんかんの分類診断が困難 ··································· 176

　　Ｂ．症状の把握が困難 ·· 176

　　Ｃ．専門の医療機関受診が困難 ··································· 176

3. 知的障害を伴う難治てんかんを診る ·························· **178**

　　Ａ．現在の発作症状，発作頻度を把握する ····················· 178

　　Ｂ．出来ればてんかん症候群分類を行う ······················· 178

　　Ｃ．多くの場合旧来薬はすでに投与されている ··············· 179

　　Ｄ．知的障害を伴う難治てんかんに対しては過剰な治療を避ける ···· 179

　　Ｅ．発作消失例の薬はそのままが無難 ·························· 179

　　症例 27　てんかん発作重積状態（？）を繰り返すレンノックス・ガスト

　　　ー症候群の女性 ·· 180

4. 知的障害を伴うてんかん患者さんの行動障害を診る ····· **182**

　　Ａ．行動障害の原因 ··· 182

　　Ｂ．行動障害の治療 ··· 183

　　参考文献 ··· 185

　　索引 ·· 186

xiii

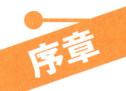

精神科医はてんかん診療に向いている

　それではてんかんの勉強を始めたいと思います。この本はてんかんを専門にはしていないけれど，時々はてんかんの患者さんも見る機会があり，てんかんという疾患に対して少し苦手意識を持っているという精神科医を主な対象にしています。難しい脳波の話や画像診断の話は出てきませんので，一般内科の先生にも役に立つと思います。一つのテーマに沿った講義をして，ところどころにありそうな質問や症例を挟んでいきます。

はじめに皆さんに少し自信を持ってもらうために，精神科医はてんかん診療に向いているという話をします。

てんかん診療に必要なことは以下の通りです。

・発作症状をできるだけ詳しく聞き出す。
・患者さんの生活状況に応じた治療を行う。
・薬物治療を開始したら，効果だけでなく副作用も詳しく聞く。
・病気や薬の説明，妊娠，自動車運転についての注意を丁寧に行う。
・うまく行かなければてんかん専門医に相談または紹介する。

脳波や画像診断に詳しいことは必須ではありません。結局のところ「よく聞き，よく話す」ことができれば良いてんかん診療を行うことができます。診ている疾患の特性から精神科医は症状や生活歴を聞くことに慣れています。精神科の疾患で特異的な検査により診断がつくものはほとんどありません。症状から診断を考えるのはてんかんでも同じです（てんかんの方が詳しいことが分かっているので，より論理的に診断を下すことが可能です）。また精神科の患者さんは全年齢に分布しています。神経内科や脳神経外科の多くの疾患が高齢者中心であるのとは大きく状況が異なります。

ではどのような患者さんを診療することを精神科医に期待されているのでしょう。

精神科医に期待されるてんかん診療
・思春期から60歳までの基礎疾患を持たない患者
・進学，就職，結婚など社会との関わりや，家族関係，対人関係の問題に対処する必要がある患者
・精神病やうつなど精神疾患を合併する患者
・知的障害を伴う成人てんかん患者（特に施設入所者で行動障害合併例）

二つめ以降が精神科医に期待されているのはわかります。一番上はなぜですか。

身体疾患を診るのが苦手な精神科医からはわかりにくいのですが，身体疾患を見慣れている一般の医師からすれば，検査で何も異常がなく，疾患の実態がわからないのは取っつきにくいのです。脳血管障害のような基礎疾患があれば，それに基づく症状として病気を理解しやすいのだと思います。また思春期から60歳までは二つ目に挙げた社会的に様々な問題が出てきます。それも他の診療科では対応が難しいと思われているのでしょう。

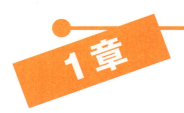

てんかん発作症状

　この章ではてんかん発作症状を詳しく見ていきます。発作症状に入る前に簡単にてんかんという疾患について説明します。

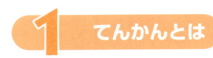

まずは以下のような特徴があります。

- 大脳の神経細胞が過剰に興奮することによって，様々な発作を起こす。
- 発作は繰り返し起こり，慢性の経過をたどる。
- しばしば特徴のある脳波所見を示し，時には CT や MRI の異常を伴う。
- 現在進行中の疾患によって発作の起こっているものは除かれる。
- 発作に加えて様々な認知障害，精神障害などを伴うことがある。

大脳の神経細胞が過剰に興奮することによって，様々な発作を起こす

1回の発作は通常短時間で終わり，完全に回復します。ただ同じく発作と言っても，心因性非てんかん発作や失神発作は大脳の神経細胞の興奮は起こしませんので，てんかん発作には入れません。

発作は繰り返し起こり，慢性の経過をたどる

1回発作を起こしただけでは普通てんかんとは言えません。薬の開始も普通は2回目の発作より後になります。「慢性の経過をたどる」と言っても，皆が一生治らない訳ではありません。薬の投与で2年以上発作が止まる人は60〜70％もあり，そのうち薬を中止できる人が小児で80％，成人で60％もあります。

しばしば特徴のある脳波所見を示し，時には CT や MRI の異常を伴う

ここではてんかん発作があっても特徴ある脳波所見を示さないこともある，ということに注意する必要があります。また脳波異常のみでてんかん発作を起こさないものは，てんかんとは診断されません。これは当たり前のように思われるかも知れませんが，本当は失神なのにたまたま脳波異常を示したために，てんかんと誤診されることはよくあります。

現在進行中の疾患によって発作の起こっているものは除かれる

症状はてんかんと全く同じでも脳腫瘍，電解質異常，高血糖などが原因で起こっているものは，原因疾患を治療しないと良くならないので，てんかんからは除外するということです。

発作に加えて様々な認知障害，精神障害などを伴うことがある

　てんかんというとどうしても発作にだけ注意が向いてしまいがちですが，他の症状を起こすことも稀ではないのでそちらにも注意してください，ということです。合併しやすい精神障害については6章で取り上げます。

　そのほかのてんかんの特徴としては以下のようなことが挙げられます。
　全人口の0.8％に見られます。この数字は先進国ではほぼ一定しています。日本では100万人の患者さんがいる計算になります。
　小児期発症が多いと思われがちですが，60歳以降発症率が上昇することが知られています。20歳から60歳の間は比較的発症率は低めですが，それでも一定の割合で新たに発症します。

 1回の発作でてんかんと診断することは出来ないのですか。

 実は最近国際的なてんかんの定義が少し変わりまして，脳波などの検査や特徴的な症状などから2回目の発作が起こる確率が高いと推測される場合は，1回の発作でもてんかんと診断しても良いことになりました。初回発作でも脳波やMRIに明らかな異常があり，再発の可能性が高い人に抗てんかん薬を処方する場合，今までは診断はてんかんではないのに抗てんかん薬投与を行うという矛盾があったのですが，この新しい定義ではその矛盾がなくなります。

 てんかんの原因

　原因が明らかなのは全体の3分の1で残りは原因不明です。原因としては外傷，脳炎，脳血管障害，先天性の脳奇形などがあります。遺伝はあまり関係なく，家族内に出現することは稀です。患者さんのうち85％は家族の誰もてんかんではありません。ただし一部で遺伝子の関与は報告されています。主なものを挙げます。

・若年ミオクロニーてんかん
・常染色体優性夜間性前頭葉てんかん
・全般てんかん熱性けいれんプラス
・ドラベ症候群（乳児重症ミオクロニーてんかん）など。

　ただし遺伝子の異常が見つからない患者さんの方が多いので，ドラベ症候群以外では診断価値は低いとされています。

1章 てんかん発作症状

 てんかん発作症状　目撃者や本人の報告の特徴

ポイント
- ☑ 目撃者や本人の報告の特徴を知った上で発作症状を聴取する
- ☑ 目撃者は目立つ症状は見ているが軽微な症状は見逃しがち
- ☑ 目撃者が動転している場合，発作の持続時間は長めに報告される
- ☑ 目撃者の言う意識の有無はあてにならないことが多い
- ☑ 本人意識があっても体の動きはわからないことがある
- ☑ 本人は意識のある症状単独であればてんかん発作とは思っていない

てんかん診療で最も重要なことは，てんかん発作症状を正確に聞き出すことです。それにはてんかん発作症状をよく知っておくことが重要ですが，それに加えて発作症状を目撃者や本人がどのように報告しがちかも知っておく必要があります。というのも診察室で発作を直接目撃する機会は極めて稀で，ほとんどが目撃者または本人の陳述を基に診療しなければならないからです。

まずは目撃者や本人の陳述について一般的傾向を見てみましょう。

A. 目撃者の報告の特徴

目撃者からの情報は意識のない発作の場合極めて重要ですが，必ずしも正確とは限りません。発作が1回だけの場合，細部まですべて記憶していることにまずありません。目立つ症状は記憶に残りやすく，軽微な症状は見逃されやすい，という特徴があります。また初回の全身痙攣であれば気が動転していることが多く，意識消失や痙攣の持続時間はしばしば不正確で，実際よりもずっと長く感じられるのが普通です。何度も発作を経験し，長年観察を続けている場合はかなり正確になってきます。それでも痙攣などの症状が右か左かの記憶はかなり不正確です。左右については長年観察している家族でも，場合によっては医師の観察も当てにならないことがあります。また夜間睡眠中の発作はどうしても観察が不十分になります。多くの場合同じ部屋には寝ていないので，物音に気づいて部屋に入ったときには発作が終わっていることもあります。家族が発作に気がついても，部屋の灯りをつけなかったり，ふとんをかぶったままだったりするので，四肢の観察はできていないことがよくあります。

意識の有無は患者さん本人に呼び掛けたり，詳しく質問をしたりしないと正確にはわかりません。目撃者は多くの場合，発作中にはあまり呼び掛けないので，目撃者の話だけでは意識の有無が確認できないこともよくあります。

症例1　紹介状と本人報告の食い違い

　発作症状について痙攣の左右が紹介状と本人で食い違った60代男性。
　脳神経外科で抗てんかん薬投与を受けていたが，落ち着いているので家の近くの内科医院に紹介，内科医院より念のため精査目的に当院に紹介。
　脳神経外科から内科医院宛ての紹介状によれば，
「60代男性。5年前に右前頭葉に脳出血。このため脳神経外科のある当病院に入院。退院して2年後左半身の間代痙攣重積状態となり，救急で当院脳神経外科を受診。受診時意識は清明だが発作は持続していた。ジアゼパムの静注で発作は止まり，その後PHT投与開始。左上肢が数秒間間代する発作が月に数回あるが，意識はあり，転倒することはないため日常生活上あまり支障はない（画像の添付あり）」

　本人に発作症状を確認すると，現在の発作は右上肢の間代痙攣という。
（患者さんは痙攣の左右についての記憶があいまいなのでこんなこともあるだろうと思って話を続けます。）
医師：3年前に救急で病院受診した時痙攣は左右どちらでしたか。
患者：（きっぱりと）右半身でした。先生も見られました。大体私は今までに左が痙攣したことは一度もありません。毎回右側が痙攣します。
　　　　（しっかりしてそうな患者さんだし，本当だろうか。だとすると脳出血となぜ話が合わないのだろう，と色々考えます。）
医師：ところで初めての発作はいつありましたか。
患者：最初の発作は脳出血で倒れる3年前です。その時から意識があって右上肢が痙攣する発作でした。
医師：そのことは脳神経外科の先生に伝えましたか。
患者：それは伝えていません。聞かれたこともありません。3年前に救急受診するまでは大して困ることはなかったので，通院の際にも伝えていません。脳出血で入院した時にも関係ないと思って言っていません。

　紹介状の内容を鵜呑みにしてはいけません。左右については思い込みから間違えることは医師でもあります。また患者さんは質問されないことには答えません。詳しく話を聴くことが何より大事です。

B. 本人の報告の特徴

　意識を失っている間の記憶は当然ありません。その前後の記憶も失われているこ

とがあり，目撃者の報告の方が確かなこともあります。意識は部分的に失われることも多く，周囲の声は聞こえていても，見えてはいなかったり，自分の体の動きは自覚できなかったりします。反応性は完全に回復しても，記憶障害が残っていることもあり，目撃者の報告と食い違う原因になります。

　また意識のある発作が単独に起こる場合，本人は通常これを発作とは認識していないので，詳しく聞かないと見逃してしまうことになります。

　さらに本人は家族よりも発作のことを話したがらないことが多く，こちらから積極的に質問しないと情報が得られないことがよくあります。

次に紹介状の情報に惑わされ誤診しかけた症例です。

症例2　患者は聞かれたこと以外申告しない

　<u>25歳女性</u>　うつで心療内科通院中てんかんを起こしたため紹介。

　1年前からうつで心療内科の診療所通院中。本屋で意識消失転倒，総合病院に搬送される。心療内科からの紹介状と総合病院から心療内科に宛てた紹介状のコピーを持って当院受診。抗てんかん薬は無投薬。総合病院の紹介状には，店員が数分間の全身のふるえを目撃したこと，受診時に右後頭部に皮下血腫を認めたことなどが記載されていた。

　発作の直前に前兆はなく，普段単純部分発作やミオクロニー発作を思わせる症状はない。また転倒を伴わない意識消失も見られないとのことであった。

　問診の時点では初回の発作と考えた。脳波検査では多焦点性に棘波，棘徐波が頻回に出現。かなり明瞭な異常があるため，再発する危険が高いと考えられた。

　以上のことを説明し，薬を開始するか経過観察とするか相談していたが，脳波所見が気になったので再度今回の症状以外に何か症状はなかったかをしつこく聴取したところ，「これ言った方がいいのかな」と言って次の情報が明らかになった。

　小学3年時意識消失，転倒，全身痙攣（前兆の有無不明）出現。総合病院小児科受診，脳波異常あり。フェノバルビタール（PB）投与開始。その後小学5年，中学1年か2年の時にも全身痙攣あり。PBは最大160mg／日投与されていた。高校2年頃まで服薬していたが，脳波も正常化し，薬を中止しても発作はなかった。

医師：このことは心療内科や搬送された病院では伝えた？
患者：言ったことない。
医師：なぜ？
患者：聞かれなかったから。

この症例は紹介状を読んで初発の発作に違いないと思い込んでしまったのが問題でした。もちろん紹介状には今回が初発の発作とは書いてありません。こちらが勝手に思い込み，通院歴についての質問を省略してしまったのです。患者さんの多くは質問されたこと以外は答えません。紹介状があっても一から問診は取らなければ誤診を招くことになります。

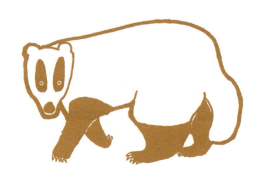

1章　てんかん発作症状

複雑部分発作　絶対に見逃してはいけないが結構見逃される発作

ポイント
- ☑ 複雑部分発作は意識消失と同時に動作が停止し，徐々に回復する。
- ☑ 目撃者は意識消失よりもおかしな行動で気づくことが多い
- ☑ 生返事はまだ回復の途中である
- ☑ 反応性が完全に回復しても記憶障害が続いていることがある

　複雑部分発作から話を始めますが，その前にてんかんの発作全体を見ておきます。てんかん発作には，発作の初めから脳の全体が巻き込まれる全般発作と，脳の一部分から始まる部分発作があります。

表　てんかん発作の種類

部分発作	全般発作
単純部分発作 複雑部分発作 二次性全般化発作	欠神発作 ミオクロニー発作 強直発作 脱力発作 強直間代発作

　部分発作は，意識のある単純部分発作，意識はないが全身の痙攣は伴わない複雑部分発作，意識がなく全身の痙攣が主症状である二次性全般化発作に分けられます。
　これらの発作はそれぞれ単独で出現することもあれば，軽い発作から重い発作に移行することもあります。移行する場合は以下のようなパターンになります。

単純部分発作→複雑部分発作
単純部分発作→　　　　　　　二次性全般化発作
　　　　　　　　複雑部分発作→二次性全般化発作
単純部分発作→複雑部分発作→二次性全般化発作

　まず主に側頭葉てんかんで見られる複雑部分発作から話を始めます。この発作は成人のてんかん患者で最もよく見られるものですが，家族も本人もてんかん発作とは気づいていないことも多く，交通事故の原因となったり，風呂でおぼれたりすることがあるため，これを見逃さないことは極めて重要です。

3. 複雑部分発作　絶対に見逃してはいけないが結構見逃される発作

A.　一般的な発作症状

　　意識を消失すると同時に動作が止まり，一点をじっと見つめる状態から始まります。その後，口をモグモグさせるしぐさ（口部自動症）をしばしば伴い，徐々に意識が回復するというのが典型例です。完全な動作停止は 30 秒から 1 分程度ですが，意識が徐々に回復する「発作後もうろう状態」は 1 分から 30 分程度と患者さんによってまたは発作毎に変動します。もうろう状態では無意味に歩き回ったり（実は無意味ではなくトイレを探していることもあります），ある程度呼びかけに返事があったりします。この時，普段と明らかに異なって荒っぽい口調になることがあります。徐々にはっきりしてやがて普通に会話が出来るようになりますが，この時点で記銘力が完全に回復していることと，記憶障害がまだ続いていることがあります。続いている場合もやがて記憶障害が完全に回復し発作前の状態に戻ります。稀に転倒することや失禁を伴うことがあります。意識がなくなる前に前兆（単純部分発作）が先行することはしばしばあり，また時には全身の強直間代痙攣（二次性全般化発作）に移行することもあります。多くの場合二次性全般化はしませんので，発作は通常「前兆（単純部分発作）」→「複雑部分発作本体」→「発作後のもうろう状態」という三相構造から成り立っていると考えればよいと思います。

　　ではこの発作を目撃者はどう報告するでしょうか。そしてどのように聞き出したらよいでしょうか。

B.　意識消失より，おかしな行動で発作に気づくことが多い

　　ほとんどの場合前兆は自覚症状のみなので，目撃することはありません。「発作本体」と「発作後もうろう状態」をどのように目撃しているかという話になります。
　　我々は複雑部分発作のことを「意識はなくなるが全身の痙攣はない発作」と考えていますが，目撃者は，患者さんの意識がなくなっている，とは感じていないことがよくあります。一般的な意識消失のイメージは「座っていれば突然床に倒れて，その後目を閉じたままで，揺さぶってもじっとしたまま動かない」という感じではないでしょうか。ですから家族は複雑部分発作を見ても，「時々少しぼーっとしている」とか「おかしな行動をする」と思っているだけで，これが意識のない発作だとは普通考えません。このような家族に対して「意識を失う発作はありますか」とか「発作の時意識があったかなかったかわかりますか」という質問はあまり良くありません。「急に動作が止まったり，会話が途切れたりすることはありますか」とか「ぼーっとして手足を無意味に動かしたり，歩き回ったりすることはないですか」などと尋ねてみるのが良いでしょう。口部自動症はてんかん発作にかなり特異的で

11

すので，必ず確かめてください。ただしあっても気づいていない家族もいます。手足の動きに比べて目立たない症状だからだと思います。また発作の時に決まって目や顔がどちらか一方に向く，片方の上肢が捻れた形になるか無意味に動かすなどの同じ姿勢や同じ体の動きがあれば，てんかん発作である可能性は高くなります。

C. 生返事はあてにならない

「発作本体」の動作が停止している時間は1分以内と短いため，目撃証言はそのあとの「もうろう状態」での様子が多くなります。「少しぼーっとしているので『大丈夫？』と聞くと『うんうん』と返事をした。分かっていると思いそれ以上は話しかけなかった」という証言はよく耳にします。これだけでは複雑部分発作後のもうろう状態か少し考え事をしていただけなのか区別はできません。「次に同様のことがあれば『今何をしていた？』『今日はこれから何をする予定？』などの質問をして答えられるかどうか試してみるように」と指示をすると話がはっきりするかもしれません。発作後もうろう状態では目撃者の質問に対し生返事程度は出来ることもありますが，複雑な質問には答えられないことが多く見られます。一方会話中に複雑部分発作が始まるとまずは会話が停止し，すぐには返事ができないことが多いので異変に気づかれる可能性が高くなります。

D. 発作後の記憶障害はほとんど気づかれない

「発作後もうろう状態」が徐々に回復して通常の受け答えができるようになると，目撃者は発作から完全に回復したと捉えます。しかしこの時点で記憶障害が回復しているかは分かりません。もし記憶障害が残っているとすると，本人はその間に話したことしたことを憶えていないので，家族と本人の話が食い違い，けんかになることがあります。発作後に一過性の記憶障害が出現するとは誰も考えないので，お互いに「相手がうそをついている」と非難することになります。このようなことは家族から自発的に報告されることはまずありません。

症例3　複雑部分発作後の記憶障害

大学生男子。月に2回の複雑部分発作がある。
以前にも平日の夜にコンサートに行くと帰宅後または帰宅途中に発作になることがあった。休日に行って発作になったことはない。
あるとき平日の夜コンサートに行き，帰宅後複雑部分発作が出現。発作後会話が

普通通りにできるようになってから母が「帰宅途中に発作になると心配だから，これからは平日の夜にコンサートに行くのはやめてほしい」と言い，本人も「わかった。平日の夜はやめておく」と約束した。

翌朝母が「昨夜の約束通り平日の夜コンサートはなしね」と確認したところ，「自分はもう大学生だ。人の行動を勝手に制限するな。何のつもりだ」と激怒。昨夜の約束は全く記憶していなかった。「発作直後は一時的な記憶障害が出ることがあるので，大事な話はしないように」と指示。

以後トラブルはない。

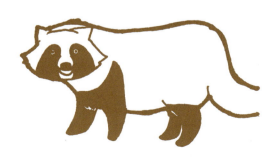

4 側頭葉てんかんの複雑部分発作2　本人の感じ方

ポイント
- ☑ 本人は複雑部分発作に全く気づいていないこともある
- ☑ 意識の途切れを自覚している場合前兆の有無の確認が重要
- ☑ 本人の言う「一瞬」の意識の途切れは通常「1分以上」

A. 本人の感じ方

　本人の感じ方は様々で，何か異変があったことに全く気づいていないこともあれば，「前兆」，「発作本体」から「発作後もうろう状態」にかけての意識の途切れた感じ，「発作後もうろう状態」の回復途中のぼーっとした感じのいずれかまたは全てを自覚している場合もあります。このうち「前兆」はあればほとんどの場合記憶に残ります。意識の途切れはそれ自体の記憶はありませんが「一瞬とんだ感じ」を自覚することはあります。「もうろう状態」の途中に記憶が戻るかどうかは人によります。

B. 前兆の確認は重要

　まず前兆を感じていたかどうかの確認は重要です。稀には，前兆を感じたものの，意識回復後には忘れていることもありますが，普通は前兆については記憶に残りますので，重要な手がかりになります。いつもと同じ前兆の後に意識が途切れ，転倒していなければその症状は複雑部分発作の可能性が高くなります。意識の途切れが確認できない場合には，前兆のみで終了したか，その後に複雑部分発作になったかは分かりません。

C.「一瞬」の意識消失は通常「1分以上」

　意識の途切れを自覚した場合，その持続時間は「一瞬」と述べられることもよくあります。これを鵜呑みにすると欠神発作と誤診してしまいます。「数分」と言う人もあれば，時には「2時間くらい意識がなかった気がするが，見ていた人は3分位という」といった，実際より長く感じる症例もあります。
　意識が途切れた自覚はなくても「突然自分の居場所が変わっていた」「突然テレビの話が飛んだ」ということで意識の消失を推測できる場合もあります。さらには「自分の知らない間に周囲に物が散乱していた」「飲み物をこぼしていた」「服に大

量のよだれが付いていた」などと訴えることもあり意識消失の有力な証拠になります。電車に乗っていたり，歩いて移動していたりした場合には，詳しく状況を尋ねることで意識消失の持続時間が推測できることがあります。

　気がついた時の感じ方は「眠りから覚めた感じ」「ぼんやりした感じ」など色々です。なお本人の言う「気がついた時」は記憶の戻った時で，周囲から見た「気がついた時」は反応が戻った時です。この二つは同時のこともあれば，本人の感覚の方が遅い時もあります。記憶が早く戻ると「本人の気がついた時」に見当識障害があったり，頭がぼーっとした感じがしたりします。記憶が遅く戻ると「本人の気がついた時」には全く異常を感じません。「気がついた時」にしばらく自分がどこにいるのか分からないことがありますが，見当識障害であれば，徐々にいつもの場所であることが分かってきます。「発作後もうろう状態」が長く，目的地とは別の方向の電車やバスに乗ってしまったり，長い距離を徒歩か自転車で移動したりすると，本当に迷子になっていることもあります。

 発作後の記憶障害の有無はどのように確認したらよいですか。

 発作後に見当識が回復したことを確認後，三つの単語を言って復唱させます。その後5分間関係のない話をして，三つの単語を思い出してもらいます。二つ分かれば十分です。記憶障害があれば三つの単語を聞いたことさえ憶えていません。

症例4　20年間てんかんと診断されなかった単純部分発作→複雑部分発作

40歳男性
主訴　最近月に3〜4回自転車で転倒する。
　20代前半から現在と同じ前兆を感じてから分からなくなることが時々出現。前兆は「右手または両手にグローブをはめたような違和感を感じ，両手が動かせなくなる」これに続いて意識消失している。
　最初のうちは年に1回程度。5年位して年に2〜4回に増加。時々自動車の運転中に起こり，気がつくと電柱にぶつかっていたり，田んぼに落っこちていたりした。ある時は児童の列に突っ込んだ。幸いちょうど列が途切れていたところに突っ込んだためけが人はなかった。怖くなってその後自動車運転はやめた。その後仕事中に重い金具をロープでつり下げロープの端を手で持っていた時，前兆を感じその後のことが分からなくなった。金具は落下して下にいた別の作業員のヘルメットのつばの部分に当たったがけがはなかった。この時他の作業員の話では呼びかけても

しばらく応答がなかったらしい。会社の指示で病院を受診したが「異常なし」の診断だった。3年前から発作が増え月に4回になっている。採血すると意識を失うことも時々あるが、この時には前兆はない。

肩を打撲し整形外科に受診したところ、てんかんを疑われ、総合病院の神経内科を受診した。失神発作か心因性非てんかん発作を疑われ、精神科も受診。精神科の診断は心因性非てんかん発作の可能性は少ない。むしろ単純部分発作の可能性はないか、と言う指摘だった。神経内科の医師はよく分からないので、てんかんと精神科両方を診る医師として当院を紹介され受診した。

脳波異常なし。MRIも異常なし。意識消失している時は気がつくと通行人の人が「大丈夫ですか」と声をかけてくれることが多い。「約5分で気がついた」と言われる。

ほとんど救急車は呼ばれていない。呼ばれた時は救急車が着いた時には立ち上がれる。座っている時には倒れない。ほとんどが自転車に乗っている時。前兆の持続時間は当初数秒から3分だったが、最近は10秒以内。

単純部分発作→複雑部分発作と考えレベチラセタム投与開始。眠気のためバルプロ酸へ変更。1年間経過し、複雑部分発作は一度もなく、単純部分発作も月1回から3ヵ月に1回に減少している。

5 単純部分発作

ポイント
- ☑ 単純部分発作には動きがあって周囲から分かるものと自覚症状のみのものがある
- ☑ 目撃者が分かるのは顔面・四肢の動きと失語
- ☑ 「毎回同じ症状」,「数分以内の持続時間」,「意識消失に先行」が三大特徴

　単純部分発作は意識消失に先行することもあり，その場合はてんかんである可能性が高くなります。しかし単独で出現することもあり，その場合精神疾患や身体疾患の自覚症状との鑑別が必要になってきます。

　では単純部分発作の症状を見ていきます。

> 　単純部分発作のうち運動徴候を示す発作は，周囲から見て異変に気づかれますが，それ以外の発作は本人の自覚症状のみなので，周囲からは分かりません。
> 　運動徴候を示す発作は意識があって身体の一部に強直または間代痙攣を起こすものや，頭部もしくは眼球が左右いずれかに向いていくもの，発声や声が出なくなるものなどが含まれます。下肢が発作に巻き込まれると転倒する危険があります。
> 　運動徴候を示す発作以外の単純部分発作には，身体の一部分のしびれ，視野の一部に色や光が見える，単純な音が聞こえる，臭いがする，上腹部不快感，失語，既視感などの夢様状態，恐怖感などいろいろなものがあります。
> 　持続時間は一瞬から1分程度がほとんどで長くて数分です。失語発作では毎回1時間以上続く長い発作を持つ人が稀にいますが，それ以外の発作では長時間続くことは極めて稀です。

A. 目撃者が異変に気づくのは運動徴候を伴う発作と失語発作

　体の一部の動きを伴う発作を目撃した場合，意識があれば単純部分発作，意識がなければ複雑部分発作となります。呼びかけに反応があれば意識はある可能性が高いのですが，反応がなくても意識はあることもあります。体が動いている時の記憶があれば意識はあるはずです。失語の場合，目撃者にわかるのは運動失語で「本人何か声は出しているが，まったく言葉になっていない」と表現されます。

　自覚症状のみの発作は通常本人に聞かないと分かりません。稀には複雑部分発作

や二次性全般化発作に先行した前兆（単純部分発作）を本人がすっかり忘れていて，たまたま前兆の訴えを聞いた目撃者の話が唯一の手がかりになることもあります。

B. ポイントは「毎回同じ症状」「数分以内」「意識消失に先行」の三つ

　運動症状が見られない場合は特に本人の訴えが重要です。ポイントは，毎回ほぼ同じ内容か，持続時間はどの程度か，意識消失に先行するかです。毎回症状が同じで，持続時間が数秒から数分以内であれば単純部分発作の可能性があり，意識消失に先行することがあればほぼ間違いなく単純部分発作です。不安感，恐怖感，頭部の違和感などは精神障害の患者さんでもよく訴えますが，その場合通常持続時間は30分以上でしばしば数時間に及びます。単純部分発作の症状は，他の精神疾患や身体疾患の症状とよく似ているものが多いので，自覚症状の内容だけでてんかん発作と他の疾患を区別するのはかなり困難です。

　運動症状が見られる場合，体の動きについては目撃者の証言の方が正確なことも多いのですが，この時意識があったかどうかは本人に確認しないと分かりません。本人の訴えは「周囲の様子は分かっていて，声も聞こえているが，体が勝手に動いていく」というだけで，自分の体の動きについてはよく分からないこともあります。

　単純部分発作の内容は非常に多彩で，聞いていて飽きることがありません。例えば次のような内容です。

症例5　二つの意識

<u>60代男性</u>
小学校5年から現在と同じ症状が続いている。

　以下の二つの意識が自分の中で対立する。

A　今の自分のことははっきり分かっている意識（通常の意識）
B　めまいを感じて，自分の考えていることとは別のことがわいてくる。
　夢の中のような意識。

　普段の自分の意識はAのみだが，発作の開始とともにBの意識が現れ，自分の中で二つの意識が争い始める。時間の経過とともにBがだんだん強くなってくるが，自分で負けないようにAを強くして頑張っている。Bが完全に強くなると意識を失い，Aが盛り返してくると単純部分発作のみで終了する。
（持続）10秒位

（頻度）単純部分発作は月1回　意識を失い二次性全般化発作になるのはこのうち
年1回。

 てんかん発作の誘因

　一般的には，睡眠不足，疲労，怠薬，飲酒が発作の誘因になります。緊張している時には比較的起こりにくく，ほっとした時に出現しやすいと言われています。人によっては，精神的ストレスや興奮した時，運動時に起こることもあります。
　特殊な誘因としては，光や音の刺激，驚愕，身体の一部の接触などがあります。
　飲酒中には発作は起こりにくく，酔いが醒める頃に起こりやすいので，深酒すると翌日によく発作が起こります。飲酒時は夕食後薬を忘れることが多く，睡眠も浅くなりますので，よけいに発作が起こりやすくなると考えられます。

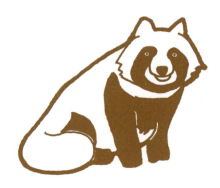

1章 てんかん発作症状

6 二次性全般化発作と強直間代発作（てんかん大発作）

ポイント

- ☑ 脳の一部から始まり全般化することにより全身痙攣する発作を二次性全般化発作という
- ☑ 二次性全般化発作と全般てんかんで見られる強直間代発作の鑑別は困難
- ☑ まずは「てんかん大発作」と失神発作や心因性非てんかん発作の鑑別が重要
- ☑ 目撃者の「痙攣5分」は多くの場合1分程度
- ☑ 発作後の咬舌・失禁・頭痛・筋肉痛・嘔吐を確認
- ☑ 転倒の有無，記憶のない時間を確認することも重要

多くは全身の強直間代発作の形をとります。先に示したように，単純部分発作や複雑部分発作が先行することもあり，先行しないこともあります。また痙攣の左右差が見られたり，発作後に一時的な片麻痺（Toddの麻痺）が見られたりすることがありますが，見られない場合もあります。痙攣の左右差や発作後の麻痺がなく，単純部分発作や複雑部分発作が先行しない場合，二次性全般化発作と全般てんかんの強直間代発作との鑑別は事実上不可能です。実際の臨床ではどちらか分からないまま治療を開始しなければならないことも多く，この場合発作の名前を付けないと不便ですので，この本では「てんかん大発作」としておきます。

今後「てんかん大発作」は，強直間代発作と二次性全般化発作の両方に共通する事柄を説明する場合に使用するか，どちらか区別できない発作という意味で使用するか，いずれかの場合に用いることとします。

単純部分発作や複雑部分発作が先行してから全身痙攣になる発作を二次性全般化発作というのは納得できます。先行しなくても二次性全般化発作というのはどういうものですか。イメージが湧きません。

大脳には明確な単純部分発作を起こさない部位があり，ここから発作が始まって急速に大脳全体に発作が拡がると，自覚症状を伴わず意識消失と同時に全身の痙攣になりえます。また単純部分発作を起こす部位から発作が始まっても，拡がり方が急速であれば自覚症状はなく，意識を失い，全身痙攣になることがあり得ます。

単純部分発作を持つ人の場合，単純部分発作が始まった瞬間から脳の電気活動も始まっていると考えがちですが，実はもっと早くに脳の中では発作による電気活動は始まっています。単純部分発作を起こすにはある程度脳の中で電気活動が拡がる必要があるのです。もしその拡がり方が急速で

あれば，単純部分発作を持っている人でもいきなり意識を失って全身痙攣することがあり得るわけです。実際，単純部分発作から二次性全般化発作になる発作を持っている人でも毎回必ず単純部分発作が先行するとは限らず，しばしば突然に意識を失うことがあります。

問診で重要なことは，まずはその発作が「てんかん大発作」か，それとも失神発作や心因性非てんかん発作か，を明らかにすることです。そしてその次に「てんかん大発作」が，強直間代発作か二次性全般化発作か区別していきます。

そこでまずは「てんかん大発作」の症状を見ていきましょう。

意識消失し全身の激しい痙攣を示します。通常体を硬直させる強直痙攣が先行し，ガクガクする動きの間代痙攣が続きます。しばしば呼吸が停止し，チアノーゼを示します。咬舌，失禁を伴うこともあります。痙攣の持続は1分程度のことが多く長くても2分以内です。痙攣終了後は，もうろう状態を伴い徐々に意識が回復することもあれば，そのまま眠ることもあります。発作後に頭痛，筋肉痛，嘔吐を訴えることがあり，症状が強い場合にはそのために一日から数日寝込むこともあります。

A. 目撃者の「痙攣5分」は実際には1分

初めて目撃すると気が動転していて十分に観察できていないことが多いものですが，目立つ症状である「全身硬くなっていた」「白眼をむいていた」「泡を吹いていた」などは憶えていることが多いのでよく聞いてみましょう。また失禁，咬舌も参考になる症状です。「けいれん」という言葉で何を意味しているかは人により大きく異なるので使わない方が良いでしょう。

実演しながら，強直痙攣か間代痙攣か確認していきます。発作の始まりの強直痙攣はしばしば見逃されています。目撃者が気づいた時には間代痙攣であることも多いですし，逆に強直痙攣が主で間代痙攣が短い場合，間代痙攣を見逃す可能性もあります。目撃が強直痙攣だけでも1分以上あれば通常「強直発作」ではありません。多くは強直間代発作です。また間代痙攣だけしか見なくても「間代発作」ではなく，「強直間代発作」と考えて間違いありません。というのは「間代発作」は小児にしか見られない珍しい発作だからです。痙攣の持続時間は不確かで1分程度を5分または10分と言うことが多いので注意が必要です。目撃者が時計を見ていたか確認しましょう。印象だけであれば，持続時間が長いからと言って心因性非てんかん発作と考えてはいけません。

1章　てんかん発作症状

　発作後の頭痛，筋肉痛，嘔気は自覚症状ですが，本人は忘れていて，家族が本人の訴えを記憶していることも多いので本人だけでなく家族にも確認する必要があります。

B. 咬舌，失禁，発作後の頭痛，全身の筋肉痛，嘔気・嘔吐の有無は必ず確認する

　本人の訴えは様々です。全身痙攣の記憶は通常ありません。ごく稀に，意識があって体の一部から始まった間代痙攣が，意識を失う前に全身に拡がることがありますが，通常は意識を失ってから全身に拡がります。

　咬舌，失禁，発作後の頭痛，全身の筋肉痛，嘔気・嘔吐は「てんかん大発作」によく見られ本人に確認できる症状ですが，常にあるとは限りません。場合によっては全く異常を感じないことがあるので注意が必要です。てんかん大発作が起こった後に「何も起こっていないのになぜ救急隊員に質問されているのか分からなかった」と言うこともあり得ます。

　咬舌はあとあとまで痛いので本人にも分かります。舌ではなく，頬の内側や唇を咬んでいることもあります。失神などてんかん以外でも転倒すると口の中を切っていることはよくありますので，咬舌のみで「てんかん大発作」と決めることはできません。心因性非てんかん発作でも咬舌は見られますが，少なくとも私の経験ではかなり稀です。失禁の有無は本人では分からないこともよくあります。気がついた時には病院のベッドの上ということも多いからです。また複雑部分発作でも失禁する例は時々あります。発作後の頭痛，全身の筋肉痛，嘔気，嘔吐もある時もない時もあります。特に頭痛，嘔気・嘔吐は様々な疾患で起こりえますので，単独ではあまり意味がありません。たとえば失神の場合元々体調が悪く，頭痛，嘔気が続いていることがあります。ただ全身の筋肉痛は失神や心因性非てんかん発作ではあまり訴えません。

　これらの症状が，明らかに目撃された「てんかん大発作」後に確認されたことがあれば，別の時に全く同じ症状を本人が感じた場合，「てんかん大発作」が起きた有力な証拠になります。特に睡眠中の発作は目撃されにくいので，起床時の本人の訴えは重要です。

C. 転倒があったかどうかの確認も重要

　「てんかん大発作」が起こると立っていれば必ず転倒し，座っていても床に転げてしまうことが多いので，転倒したかどうかの推測も重要です。発作時の記憶はなくても外傷があれば意識消失と転倒があったと推測できます。心因性非てんかん発作では普通外傷を伴うことはありません。ただし失神では転倒しますのでしばしば

外傷を伴います。

D. 記憶を失っている時間も確認

　記憶が戻ったのがどの時点であったか確認すると，発作の持続時間の推定に役立ちます。転倒したことが分かっても失神との鑑別はできませんが，持続時間が長ければ失神は否定できます。「てんかん大発作」であれば，気がついたのが病棟のベッドの上，救急外来，救急車の中，救急車が家に到着した後などと報告するはずです。「てんかん大発作」で，家族や目撃者が「救急車を呼んで」と叫んでいるところを記憶していることはまずあり得ません。記憶していれば失神発作か，転倒を伴う単純部分発作または短い複雑部分発作です（転倒もしなければ普通は誰も救急車を呼びません）。

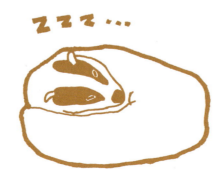

強直間代発作と二次性全般化発作の鑑別

> **ポイント**
> - ☑ 前兆やミオクロニー発作の確認が重要
> - ☑ いずれもなければ専門医でも鑑別は難しい

A. 前兆（単純部分発作）が先行すれば二次性全般化発作／ミオクロニー発作が先行すれば強直間代発作

　発作が「てんかん大発作」だと分かったら，次はこれが「強直間代発作」か「二次性全般化発作」かの区別を考えます。ただこれはいつも可能とは限りません。

　一番分かりやすいのは「てんかん大発作」の直前に単純部分発作が先行した場合で，二次性全般化発作と確定できます。また全般発作の一種であるミオクロニー発作が先行すれば強直間代発作と確定できます。ミオクロニー発作は多くの場合両上肢が同時に一瞬ピクッとします。

　目撃者への問診として重要なのは，全身の強直または間代痙攣の前に，体の一部分だけの痙攣がなかったかを確認することです。ただしこれは目撃者の目の前で発作が出現した時しか分かりません。ミオクロニー発作は一瞬で終了するので，目撃していることは少ないですが，時には何度か連続して目撃者にも気づかれることがあります。

　最も重要なのは本人への問診で，意識消失前に前兆として運動徴候や自覚症状がなかったかを確認します。前兆が一瞬から1分程度であればかなり単純部分発作の可能性が高くなります。注意が必要なのはミオクロニー発作です。本人が明らかに両上肢の動きを自覚していれば間違われることはありませんが，ミオクロニー発作は動きが小さく一瞬なので本人が左右の一方にしか気づいていない場合があります。朝に多いため，箸や歯ブラシを落として初めて気がつくこともあり，右手にしか気づかない可能性が十分にあります。これを単純部分発作の運動徴候を伴う発作と考えると「二次性全般化発作」と診断してしまいます。一側の上肢のぴくつきは，単純部分発作と決めつけないで，ミオクロニー発作の可能性があることを念頭に置いて詳細に確認する必要があります。思春期発症で，右と左の時があったり，起床直後に好発したりする場合は，単純部分発作よりもミオクロニー発作を考えた方が良いでしょう。

B.「前兆」がない時は目撃者の証言が頼り

　本人が「前兆なく意識を失った」という場合,「てんかん大発作」の鑑別はかなり難しくなります。複雑部分発作が先行したか,痙攣が体の一部から始まったか,全身痙攣に明らかな左右差があったか,発作後の麻痺があったかのいずれかが確認されれば,「二次性全般化発作」の可能性が高くなりますが,これらの症状は,搬送先の医師により発作後の麻痺が観察された場合を除き,目撃者の証言によってしか分かりません。

　目撃者が発作の始まりから本人の様子を見ていた時にしかこれらの症状は観察できません。転倒した時の音やうなり声で気がついて駆けつけた場合には普通全身の痙攣が始まっています。

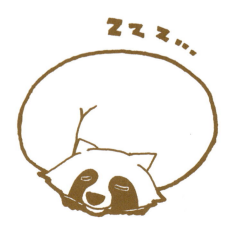

8 前頭葉起源の複雑部分発作は症状が変わっている

ポイント
- ☑ 前頭葉起源の複雑部分発作は知らないと誤診する危険性が高い
- ☑ 発作の持続が短く，時に不規則な激しい動きを伴う
- ☑ 発作後のもうろう状態がなく，意識がずっとあることもある
- ☑ 意識はあっても本人は自分の体の動きはよく分かっていない
- ☑ 夜間睡眠中に多く目撃されにくい
- ☑ 自覚症状は「息苦しい」「頭部の違和感」が多い

今まで述べた発作と少し様子が異なるものとして，前頭葉起源の複雑部分発作があります。これは意識が少しあることもあるので，複雑部分発作に分類するには少し無理があり，前頭葉自動症とか過運動発作とか呼ぶこともあります。

> この発作の持続は数秒から 30 秒程度と短く，時に激しい体の動き（身振り自動症）を伴い，発作後はすぐに意識がはっきりとするというものです。発作の時に周囲の様子，話し声に気づいていることもあれば，気づいていないこともあります。知覚は可能でも周囲の呼びかけに反応することはできません。助けを呼ぶこともできません（動きが激しい場合は，周囲の人が呼びかけることはあまりないようですが）。
>
> 体の動きは，単に寝ている姿勢から起き上がるというものや，体の一部の強直痙攣のみ，ということもあれば，体全体を激しく左右ばらばらに動かす，自転車こぎの時のような下肢の動きをする，腰をくねくね動かす，ベッドの上で飛び跳ねる，など様々です。強直間代発作とは全く印象が異なるので一見するとてんかん発作とは思いにくい動き方をします。

「てんかん大発作」では発作後しばらくぼーっとしているか，眠り込むか，どちらかですが，この発作は動きが収まると直ちに回復し，普通に返答が可能になります。すなわち「発作後のもうろう状態」はありません。本人発作に気づいていない場合には，呼びかけられても，なぜ話しかけられるのかわからず，「どうかした？」という反応になることもあります。

またこの前頭葉起源の複雑部分発作は夜間睡眠中に出現しやすく，しばしば群発するという特徴があります。多い人は毎晩数回発作を繰り返すため睡眠不足になってしまいます。

症状が変わっているので，心因性非てんかん発作やパニック障害と誤診されることがあります。

A. 目撃はしばしば得られない

やっかいな問題として，前頭葉起源の複雑部分発作の場合，時に目撃証言が得られないということがあります。人によっては夜間睡眠中だけにしか起こらず，しかも発作時間が短いため，物音や声に気づいて家族が駆けつけた時にはすでに終わっていることも多いのです。また本人もたとえ意識はあっても四肢の動きがどうなっているか全く分かっていないことも多く，てんかん専門病院に入院して発作時のビデオを撮影して初めて発作症状が確認されることもあります。目撃証言が得られたとしても，この発作の存在を医師が知らなければ診断はつきません。奇妙な動きからは心因性非てんかん発作と診断される可能性も大きいと考えられます。その意味でこの発作を知っておくことはとても重要です。

B. 本人の証言が誤診を招く

さてこの発作も一応複雑部分発作としておきましたが，これには理由があります。それは前兆（単純部分発作）が先行することがある，というものです。脳の別の部位から前頭葉に発作が波及すると前頭葉起源の複雑部分発作になりますので，どんな前兆もあり得る訳ですが，特に重要なものは前頭葉から起こる「息苦しい」前兆です。この前兆を本人が訴え，また夜間に頻発するために不安が大きくなるとパニック障害と誤診されやすくなります。このほか前頭葉でよく見られる前兆に「頭部の違和感」がありますが，これも側頭葉てんかんではあまり見られないためなじみがなく，「てんかんらしくない」と考えられる原因となります。

すなわちよくある本人の訴えとしては「夜間突然目が覚めて，息苦しい感じや，頭の変な感じがする。毎晩起こるのでとても不安だ」というものです。これだけ聞くとパニック障害と診断したくなるのも無理はないと思います。

症例6　睡眠中の動悸，呼吸困難を訴える男子高校生

進学校に優秀な成績で入学した男子高校生。

入学直後から夜間睡眠直後に目が覚めて息苦しさと動悸を感じる。夜間に何度も出現するため総合病院の循環器内科受診。心電図に異常なし。診断はつかず。その後も毎晩出現。入眠すると症状が出現するため，怖くて眠れなくなる。

睡眠不足となり授業中に眠ってしまい成績が急降下。高校1年の終わりには最下位に近い成績となったため，学校が両親を呼び出し注意。再び総合病院の循環器内科を受診するが原因疾患は見つからず。

父親は「夜更かししているだけではないのか。症状は本人の作り話ではないか」という。母親は「この子は嘘をつくような子ではありません。私はこの子を信じています。もう一度詳しく検査してほしい」と言い，総合病院の循環器内科3度目の受診。ホルター心電図施行。

不整脈は見られなかったが，循環器科の医師より，夜間にてんかん発作が起こっている可能性を指摘され，てんかんセンターに検査入院。長時間ビデオ脳波モニタリング施行。最初の夜に発作が5回捕捉される。脳波異常は見られないが，毎回体を起こして腰をくねくね揺する奇妙な動きが見られた。持続は15秒から20秒。この時に本人はいつもと同じ呼吸困難と動悸を感じたが，体の動きについては「動かせない感じはするが，体がどのように動いているかはわからない」と述べた。前頭葉てんかんの診断のもと翌日からカルバマゼピンが開始され，その夜から発作は消失。

その後も発作は全く起こっていない。夜間よく眠れるようになり，授業中居眠りすることもなくなった。成績は急上昇。高校3年生の成績は学年トップとなり有名国立大学に現役合格した。

欠神発作（非定型欠神発作も含む）

ポイント
- ☑ 欠神発作は成人のてんかん患者で問題になることはほとんどない
- ☑ 知的障害のない成人患者では，短い意識消失のほとんどは複雑部分発作
- ☑ 目撃者は欠神発作には気がつかない
- ☑ 本人の訴えは一瞬の意識の途切れで複雑部分発作と同じ

ここからは精神科医がふだんはあまり診ることのない発作になります。ただし施設の嘱託医になった場合には，これらの発作について知っている必要があります。

A. 有名だが皆に誤解されている発作

てんかんのことを知っていれば欠神発作を知らない人はないと思います。それだけ有名な発作ですが，結構よく誤解されています。複雑部分発作を持っている患者さんの多くが，発作が起こると「欠神発作がありました」と報告されます。「短い意識消失発作」＝「欠神発作」というイメージがあるようです。

ではまずその症状を見ていきます。

> 欠神発作は突然意識を消失し，突然意識が回復するものです。持続は数秒から十数秒で，時に脱力や，口部自動症を伴いますがそれほど目立つものではありません。転倒することは普通ありません。まれに長時間持続することがあり，精神症状や心因性非てんかん発作との鑑別が必要になります（詳しくは非痙攣発作重積状態 P59 参照）。非定型欠神発作は始まり終わりともやや遅く，重積状態もやや多いと言われています。

B. 欠神発作は成人患者では問題にならない

欠神発作を起こすてんかんとして小児欠神てんかんが有名ですが，欠神発作が見られるのは多くの場合小児期のみで，思春期以降は見られなくなります。時には成人まで欠神発作を持っている人がいますが，かなり短くなるため他人に気づかれることはほとんどなく，日常生活上の支障もかなり少なくなります。多くの患者さんで問題になる発作は，思春期以降に出現してくる強直間代発作です。

知的障害を伴う難治てんかんの代表であるレンノックス・ガストー症候群では非定型欠神発作も難治に経過する例が少なくありません。ただし多くの例で問題になるのは，転倒する発作である強直発作や脱力発作です。欠神発作はそれほど日常生活に支障がないので，あまり問題にされません。

したがって成人患者で欠神発作が治療上の最重要課題であることはほとんどないといっても良いでしょう。

C. 目撃者は気がつかない。本人も気がつかない？

成人では数秒以内とかなり短くなり，頻度も少ないため他人に気づかれることはまずなくなります。他人と会話をしていても，一瞬考え事でもしていたのかな，という程度ですので，発作のことを以前から知っている家族でも発作かどうかはっきりとは分かりません。

本人の訴えは一瞬意識が途切れた感じのみです。複雑部分発作と異なり，発作前後のことは分かっていますし，周囲の状況が変化していることはなく，テレビドラマを見ていても，セリフを少し聞き逃した程度で，話の筋が分からなくなることはありません。見当識も保たれています。本人も気づかない発作もあるかも知れませんが，そうなると発作の存在そのものを確認する方法がありません。

定型欠神発作と非定型欠神発作はどうやって鑑別するのですか。

定型欠神発作と非定型欠神発作を鑑別する必要に迫られることはほとんどありません。定型欠神発作は特発性全般てんかんに，非定型欠神発作は潜因性/症候性全般てんかんに見られますが，特発性全般てんかんは知的障害を伴わず，潜因性/症候性全般てんかんは知的障害を伴います。従って欠神発作を見た場合，知的障害がなければ定型欠神発作，知的障害があれば非定型欠神発作であると考えれば，ほとんど間違うことはありません。厳密には発作時脳波で区別され，定型欠神発作は3〜4Hzの全般性棘徐波，非定型欠神発作は1〜2.5Hzの全般性遅棘徐波という違いが見られます。また非定型欠神発作の方が発作の始まりと終わりが少し緩やかであると言われます。

10 ミオクロニー発作：あまり知られていないが，欠神発作よりも重要な発作

ポイント

- ☑ ミオクロニー発作は通常意識はあり一瞬両上肢がピクッとなる
- ☑ 倒れることはほとんどない
- ☑ ミオクロニー発作があれば全般てんかんと診断できるので重要な発作
- ☑ 片手にしか気がつかないこともある
- ☑ 軽いので家族には気づかれにくい
- ☑ 意識が一瞬飛ぶと本人も気がつかない

A. 軽いのでほとんど気づかれないが知的障害のない例では重要

主に両手がぴくっと一瞬痙攣する発作です。時に全身や足に出現することもあります。通常意識は保たれていますが，若年ミオクロニーてんかんでは一瞬意識がなくなることもあります。上肢のみであれば転倒することはありませんが，まれに全身や下肢が強く巻き込まれて転倒することもあります。

　若年ミオクロニーてんかんやレンノックス・ガストー症候群などで見られます。レンノックス・ガストー症候群では，強直発作の方が診断に重要で，かつ転倒する危険があるため，ミオクロニー発作はあまり重要視されません。

　若年ミオクロニーてんかんでも危険が少ないことは同じですが，診断には非常に重要です。強直間代発作にしか気づかれていないと二次性全般化発作との区別がつかないため，部分てんかんか，全般てんかんか分かりません。若年ミオクロニーてんかんの場合，起床直後にミオクロニー発作がよく見られるため，これを確認することで症候性部分てんかんと鑑別することが可能です。

B. 目撃者は物を落としたことで気がつく

　家族はそもそも症状に気づいていないことが多く，診察室で医師が患者にミオクロニー発作の存在を確認して初めて母親が「いつからそんな症状があったの。なんで言わないの」ということがよくあります。朝食時に箸など持っているものを落とせば周囲も気がつきますが，ピクッとした症状そのものを目撃することはほとんどありません。学校で起こると「なんか不細工なことしているな」と思われ，からかいの対象となることもあります。

31

C. 本人が気がつかないこともある

　本人は，ピクッとした動きを自覚していることもあれば，自覚していないこともあります。若年ミオクロニーてんかんのミオクロニー発作は，意識が一瞬なくなることもあるので，自覚がないのも不思議ではありません。持っている物を落として初めて気づくことも結構あります。この場合当然物を持っている側のぴくつきにしか気づかないことになります。通常右手に物を持つことが多いため，「右手がピクッとする」という訴えとなり，これを単純部分発作と誤診してしまう危険があります。若年ミオクロニーてんかんの場合，覚醒直後に好発するので，たとえぴくつきは一側でも，覚醒直後に好発するのであればミオクロニー発作も疑う必要があります。またミオクロニー発作の中には「筋肉は動いていないが，体の中がピクッとしている気がする」という訴えのこともあります。

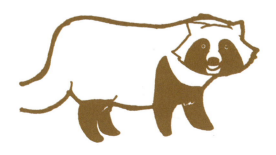

強直発作と脱力発作

ポイント

- ☑ レンノックス・ガストー症候群またはその近縁のてんかんにしか見られない
- ☑ 知的障害のない成人てんかんで見られることはない
- ☑ いずれの発作も転倒してけがをする危険がある
- ☑ 強直発作は同一症例でも強さ長さの変動が大きい
- ☑ 脱力発作は持続時間が短いので発作の観察が困難

ここから先は知的障害者施設の嘱託医になった場合にのみ見る発作です。

いずれの発作も意識はないため本人の証言は得られません。知的障害もあるためどんな状態であったか聞き出すのは極めて困難です。従って目撃者の証言が重要になります。

A. 強直発作

レンノックス・ガストー症候群に特徴的な発作です。

> 意識消失し，体が硬直（強直痙攣）し，両肩挙上，頭部前屈，眼球上転，口をヘの字にする発作です。痙攣は時に全身に及び，突然もしくはゆっくりと転倒することがあります。強直痙攣が終了した後，口をモグモグする動作（口部自動症）を伴うもうろう状態が続くことがあり，複雑部分発作と区別がつきにくい場合があります。また1分から数分毎に連続して出現することもよく見られます。1回の強直痙攣の持続時間は数秒から十数秒程度ですが，群発すると1時間以上，回数にすると100回以上繰り返すこともあります。

同一症例でも発作の度に強さ長さの変動が大きいので，家族や施設職員は発作の種類が数種類あるといい，よく聞くとすべて強直発作であることが判明することもよくあります。軽い時には，開眼するだけとか，開眼して口をヘの字にするだけのこともあります。

B. 脱力発作

レンノックス・ガストー症候群などで見られます。

> 突然全身の力が抜けて転倒する発作です。意識の回復は早いのですが，突然転倒するためしばしば外傷の原因となります。強直発作ほど多くの症例に見られる訳ではありませんが，強直発作よりもさらに薬が効きにくいという問題があります。脱力発作は非常に短いので，発作の時に脱力していたかどうかが分かりにくく，転倒を伴う短い強直発作と区別することはかなり困難です。

なお，知的障害のない方で，てんかんかどうか分からない人の紹介状によく「脱力発作があります」という記載を見かけます。脱力発作はレンノックス・ガストー症候群またはそれに近縁の知的障害を伴う難治てんかんに特徴的な発作のみを指す言葉で，単に脱力して倒れる症状を言うものではありません。

 てんかん発作を起こした夢

私はよく夢を見ます。よく見るのはてんかんの外来診療をしている夢や，病棟で入院患者さんを診ている夢ですが，2回自分がてんかん発作を起こした夢を見ました。そのうちの1回です。

夢の中で私は広島電鉄の宮島線に乗り終点の西広島駅で降りました。改札口の10メートルほど手前で突然意識が途切れ，気がつくと改札の外のJR西広島駅に向かう途中の道を歩いていました。夢なら場面が切り替わることもよくあるので不思議ではないのですが，そのときは夢の中で意識が飛んだ感じがしたのです。周囲を歩いている人が自分のことを気にしている様子はなかったので転倒したのではないと思いました。そして同じようなことが過去にももう一度起こったように思い，「これは複雑部分発作に違いない。2度目だからてんかんと診断すべきだろうな」と考えました。「さてこれからどうしたものか。自動車の運転はできないな。薬はどこでもらおうか。始めるとしたらカルバマゼピンだろうか（この時まだラモトリギン，レベチラセタムは発売前でした）。薬疹が出たら嫌だな。眠気は大丈夫だろうか。発作は完全に止まるだろうか」など様々の心配事が出てきました。

目を覚ましてからも，すぐには夢であることが分からず，不安な気持ちでしたが，そのうち夢であると気づいてほっとしました。

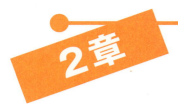

てんかん症候群

　1章では，一回ごとのてんかん発作症状をみてきました。しかし治療にあたっては，発作が何か分かっただけでは，予後や最適な投薬の選択には不十分です。てんかん診療を適切に行うには，てんかん症候群の知識をもとに，投薬を選択しなくてはなりません。

2章　てんかん症候群

 てんかん症候群分類の考え方

ポイント
- ☑ 1989年のてんかん症候群分類が一番理解しやすい
- ☑ 「部分」か「全般」か，「特発性」か「症候性」かで四つに分類
- ☑ 部分発作を主症状とするのが「部分てんかん」
- ☑ 全般発作を主症状とするのが「全般てんかん」
- ☑ 脳に障害がないものが「特発性」（遺伝を想定）
- ☑ 脳に障害があるか，ありそうなのが「症候性」
- ☑ 四つのどれかに分類できれば治療方針が立てられる

A. てんかん症候群分類（1989年の国際分類をもとに作成）

　ここまで見てきたのは1回毎のてんかん発作症状です。これ自体は診断名ではなくあくまで症状名です。時に診断名として「欠神発作」などとついていることがありますが，それは誤りです。診断名としてはこれからお話しするてんかん症候群分類の中で出てくる名前をつけなければいけません。

　てんかんを診ていくのに発作の名前だけ分かれば良いではないかと考えるかも知れませんが，発作が何か分かっただけでは，予後や最適な投薬の選択には不十分です。例えば同じミオクロニー発作を持つものでも，レンノックス・ガストー症候群と若年ミオクロニーてんかんでは，発症年齢，知的障害の有無，予後，薬剤選択が全く異なります。レンノックス・ガストー症候群は幼児期に発症し，ほとんどの症例で知能障害を伴い，発作が消失することは少なく，バルプロ酸を中心とした多剤併用療法が普通です。これに対し若年ミオクロニーてんかんは思春期発症で，知能障害はなく，発作は止まりやすく，通常バルプロ酸またはレベチラセタム単剤療法です。このようにてんかん診療を適切に行うには，てんかん症候群の知識も必要なのです。

　てんかん症候群の分類を表1に示します。

　ここに示したのは1989年の国際分類です。これ以後様々の新分類が提出されましたがいずれも賛同を得られず消えていきました。現在でもこの分類が一番分かりやすいと考えられています。この症候群の分類は細かいことを言うといろいろ問題があるのですが，この本ではできるだけ細かいことは抜きにして説明します。そのため若干不正確な点があることをお許し願いたいと思います。

36

表1　てんかん症候群の分類

	特発性	症候性（潜因性）
部分	特発性部分てんかん 　中心・側頭部に棘波をもつ良性小 　　児てんかん 　パナイオトポーラス症候群 　小児後頭葉てんかん（ガストー型）	症候性部分てんかん 　側頭葉てんかん 　前頭葉てんかん 　頭頂葉てんかん 　後頭葉てんかん
全般	特発性全般てんかん 　小児欠神てんかん 　若年欠神てんかん 　若年ミオクロニーてんかん 　覚醒時大発作てんかん	潜因性/症候性全般てんかん 　ウエスト症候群 　レンノックス・ガストー症候群

B．「部分」か「全般」か，「特発性」か「症候性」かで四つに分類

　この分類では，「部分」か「全般」か，「特発性」か「症候性」かという二つの軸を用いて四つに全体を分けています。長所は単純でイメージがつかみやすいという点です。

　「部分てんかん」とは，脳の一部分から始まる部分発作を主症状とするもので，「全般てんかん」とは，発作の始まりから脳の全体が巻き込まれる全般発作を主症状とするものです。

　「特発性」とは，脳には特に異常が認められないもので，遺伝的な背景があることを想定しています。これに対して「（潜因性/）症候性」とは脳に何らかの異常が認められる，すなわち知能障害や麻痺があったり，CTやMRIで異常を認めたりするものです。脳波以外に明らかな異常は認めないが，症状から考えて脳に何らかの異常があって発作が出現していると考えられるものも「症候性」として考えます（本来これは「潜因性」とすべきですが，話がややこしいので「症候性」に含めておきます）。

C．四つのグループの概略

　「特発性部分てんかん」は小児期に発症し，大半は思春期ごろまでには薬なしで完治します。てんかん専門医でも成人を主に診る場合は，ほとんどお目にかかりません。精神科医が診察する機会はまずないと言って良いでしょう。

　「症候性部分てんかん」はあらゆる年齢で発症します。精神科医が診るのはほと

んどがこのタイプです。抗てんかん薬により6〜7割の人で発作が消失しますが，残りの3〜4割の人では発作は止まりません。4種類の中で最も多く，難治てんかんに占める割合も6〜7割と言われています。手術が可能な場合があり，成績が良いのは内側側頭葉てんかんか明らかな病変を伴う側頭葉てんかんです。

「特発性全般てんかん」は小児期または思春期に発症し，抗てんかん薬の投与により8割の症例で発作が止まり，残りの人もほとんどの人で発作が軽くなります。ただ思春期発症の場合，発作が消失しても，投薬を中止すると発作が再発しやすいと言われています。

「潜因性/症候性全般てんかん」は四つのグループの中で最も難治で，発作が消失するのは2〜3割です。毎日頻回に転倒する発作を繰り返す場合もあり，治療に難渋することがあります。

「未決定てんかん」には上記以外の様々のてんかん症候群が含まれます。難治てんかんとしては，ドラベ症候群（乳児重症ミオクロニーてんかん）があります。

「潜因性/症候性全般てんかん」については，実際には全般てんかんの要素と部分てんかんの要素を合わせ持つことが多いこと，発作以外に精神遅滞がほぼ必発であることからドラベ症候群などと合わせて「てんかん性脳症」と呼ばれることが多くなっています。

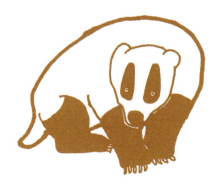

症候性部分てんかん

> **ポイント**
> - ☑ 精神科医が遭遇するてんかんの大多数が「症候性部分てんかん」
> - ☑ 側頭葉てんかんが最も多く前頭葉てんかんがそれに次ぐ
> - ☑ 発症年齢が決まっていないのは「症候性部分てんかん」のみ
> - ☑ 30歳以上の発症ならほとんどが「症候性部分てんかん」
> - ☑ 知的障害を伴う場合は10歳以上の発症ならほとんどが「症候性部分てんかん」

次に各グループに含まれるてんかん症候群を少し詳しく見ていきます。
このグループは発作焦点の部位により四つに細分類されます。

A. 側頭葉てんかん

症候性部分てんかんの中で最も多く，単純部分発作として，上腹部不快感や，既視感などの夢様状態，恐怖感などの症状が見られます。また側頭葉起源の複雑部分発作が大多数の症例で見られます。てんかん性精神病を起こしやすいことから，精神科医が診る機会の最も多いてんかんです。特に発作後精神病は側頭葉てんかんとの関連が深いと考えられていますので，注意が必要です。

B. 前頭葉てんかん

側頭葉てんかんに次いで多く見られます。単純部分発作として運動徴候を示すものが多く，二次性全般化発作を起こしやすいという特徴があります。ただし前兆として「頭部の違和感」や「息苦しい感じ」を訴え，前頭葉起源の複雑部分発作を持つ症例は，しばしばパニック障害や解離性（転換性）障害と診断され精神科を紹介されることがありますので注意が必要です。

C. 後頭葉てんかん

単純部分発作として単純な視覚症状（きらきら，チカチカ）を示すのが特徴です。視覚発作のみのこともありますが，複雑部分発作や二次性全般化発作に進展することもあります。側頭葉起源の複雑部分発作に進展する場合は，時に側頭葉てんかんと区別がつきにくく，難治に経過することもあります。

D. 頭頂葉てんかん

　最も少ないタイプで，単純部分発作として身体の一部のしびれや，めまいが見られることがあります。後頭葉てんかんと同じく，複雑部分発作や二次性全般化発作に進展する症例もあります。

　症候性部分てんかんの中でも上記の四つに分類できない症例も多く存在します。たとえば，発作症状からだけでは，脳のどの部位から発作が出現しているか不明な場合や，脳炎後のてんかんのように脳の様々な部位から発作が出現する場合などです。

E. 発症年齢は重要

　発症しやすい年齢は特にありません。他の三つのグループはすべて小児期から思春期までに発症しますので，成人発症特に30歳以降の発症であれば，ほとんどが「症候性部分てんかん」と考えられます。

　重度の知的障害を伴うてんかんとして，レンノックス・ガストー症候群が有名ですが，数の上では「症候性部分てんかん」を示す方が断然多く，その場合側頭葉てんかんよりも前頭葉てんかんが多いと言われています。また自閉症の人で思春期頃に発症するてんかんは症候性部分てんかんが多いと言われています。

　原因は様々で良性腫瘍や皮質形成異常がMRIで見つかる場合や，脳血管障害・脳炎・頭部外傷などの既往がある場合があります。一方で原因不明のものも多く，またごく一部には家族性に出現するものもあります。

 脳波で部分てんかんか全般てんかんか診断は可能ですか？

 症候性部分てんかんの場合，脳波検査では脳の焦点部位に一致して棘波または棘徐波が出現するのが典型です。しかし小児や思春期の症例では，一見すると全般性の棘徐波を示すこともしばしば認められます。前頭葉てんかんでは特に見られやすく，脳波所見だけでは，特発性全般てんかんとの鑑別は困難なこともあります。また脳波異常の見られない場合もかなり多くありますし，棘波・棘徐波は見られても，症状から考えられる部位とは異なる部位の焦点が見られたり，脳波検査の度に棘波・棘徐波の出現部位が変化したりする症例もあります。従って脳波検査は参考にはなりますが，絶対的なものではありません。

3 特発性全般てんかん

ポイント

- ☑ 「特発性全般てんかん」は精神科医も時に診る可能性がある
- ☑ 知的障害はなく，欠神発作，ミオクロニー発作または強直間代発作のいずれか
  またはいくつかを持つ
- ☑ 小児期から思春期に発症することが多い，遅くとも30歳までに発症
- ☑ 小児欠神てんかんを精神科医が診ることはまずない
- ☑ 若年ミオクロニーてんかんは覚醒直後のミオクロニー発作が特徴

A. 時には診る可能性のある「特発性全般てんかん」

　精神科医が診るてんかん患者の大半は「症候性部分てんかん」ですが，時には「特発性全般てんかん」にも出くわすことがあります。特に「てんかん大発作」を主症状とする場合には「特発性全般てんかん」の可能性も考える必要があります。

　ここで再度注意しておきますが，「てんかん大発作」を主症状とする場合，詳しく話を聞かずに，この発作を「強直間代発作」と考えて，「全般てんかん」と決めてかかるのは大きな間違いです。精神科医が出会う「てんかん大発作」の多くは「二次性全般化発作」です。それでも時々は「強直間代発作」のこともありますので，「特発性全般てんかん」とはどういうものかを知っておくことは必要です。

　以下に精神科医も知っておいた方が良い「特発性全般てんかん」を挙げておきます。

B. まず診ることはない「小児欠神てんかん」

　てんかんの中では患者数が多く有名ですが，精神科医が診ることはまずありません。

　学童期に欠神発作で発症します。欠神発作は日に数回以上しばしば一日100回以上と頻回に起こります。未治療では深呼吸により3Hzの規則的な全般性棘徐波が必ず出現しますので，誤診されることはほとんどありません。抗てんかん薬に対する反応も良好で，多くの例で欠神発作は消失するか軽くなります。発作が消失した場合には抗てんかん薬を中止することも多くの症例で可能です。ただし思春期になり強直間代発作が出現することがあり，この場合は治療を継続する必要があります。いずれにしても成人までに欠神発作は止まるか非常に軽くなりますので，精神科医が欠神発作を治療することはほとんどありません。

2章　てんかん症候群

C. もともと症例が少ない若年欠神てんかん

　小児欠神てんかんと同じく欠神発作を主症状としますが，思春期に発症し，小児欠神てんかんに比べて欠神発作の頻度は少なく，毎日は出現しません。発症初期から強直間代発作の合併が多いことも異なります。脳波では 3 〜 4Hz の全般性棘徐波が見られます。

　以上の特徴から若年欠神てんかんは，強直間代発作を主訴に医療機関を受診します。欠神発作は治療の標的としては重要ではありませんが，欠神発作の存在に気づくことにより「特発性全般てんかん」と診断がつきます。少し精神科医には診断が難しいと思いますが，幸い数が少ないのでまずお目にかからないと思います。

D. 正しく診断できればあなたも名医になれる「若年ミオクロニーてんかん」 ／ポイントは起床直後のミオクロニー発作

　思春期に発症する「特発性全般てんかん」の中では最も数が多いのですが，しばしば「症候性部分てんかん」と誤診されています。

　思春期（12 〜 18 歳）に発症し，起床後 1 時間以内のミオクロニー発作が特徴です。欠神発作，強直間代発作を伴うこともあります。強直間代発作も起床直後に多く見られます。この起床直後というのは必ずしも朝とは限りません。昼寝から起きた直後のこともあります。強直間代発作の起こる少し前にミオクロニー発作が頻発することがあります。このミオクロニー発作は本人が右か左かの一方にしか気づいていないことがあり，この結果，ミオクロニー発作に続いて起こった強直間代発作を，運動徴候を伴う単純部分発作に続いて起こった二次性全般化発作と勘違いする危険があります。てんかんをあまり知らない医師よりも，ある程度てんかんに詳しい医師の方が誤診しやすいので注意が必要です。

　脳波では 3 〜 4Hz のやや不規則な全般性多棘徐波が前頭部優位に見られます。しばしば左右差もあるため，脳波だけでは前頭葉てんかんと区別しにくいこともあります。症候性部分てんかんと誤診して CBZ を投与するとミオクロニー発作が悪化することがあります。中にはミオクロニー発作の重積状態を来した症例も報告されていますので注意が必要です。

E. 覚醒時大発作てんかん

　思春期発症が多いのですが，発症年齢の幅は若年ミオクロニーてんかんより広く，8 〜 22 歳と言われています。起床後 1 時間以内の強直間代発作が特徴です。脳波では 3 〜 4Hz の全般性棘徐波が見られます。定義上はミオクロニー発作や欠神発

作を持つものも含まれるのですが，一般的には強直間代発作のみを持つ症例のことを指します。2010年の国際分類では，「覚醒時大発作てんかん」という分類はなくなって，「全般性強直間代発作のみを示すてんかん」となり，少し範囲が拡がっています。

F．その他の特発性全般てんかん

　ここで述べた4種類には当てはまらないが「特発性全般てんかん」と考えられる症例も数多くあります。つまり発症年齢が思春期までで，知的障害はなく，欠神発作・ミオクロニー発作・強直間代発作のいずれかを持ち（強直発作，脱力発作，非定型欠神発作は見られない），脳波は3Hz以上の全般性棘徐波または多棘徐波を示すものです。例えば，ミオクロニー発作を主症状とするが，起床直後ではないとか，小児期発症とかの場合や，小児期発症の欠神発作を主症状とするが，小児欠神てんかんと異なり数秒と短いとか，頻度が少ないとか，発症の時期から強直間代発作を伴っているなどの場合です。ただそういう細かいことはあまり気にしなくても構いません。なぜなら「特発性全般てんかん」という診断さえつけば効果のある薬は同じですし，投薬をやめた場合の再発が多いのは思春期発症の「特発性全般てんかん」ですので，発症年齢さえおさえておけば，治療方針は立てられます。

症例7　断薬により再発した特発性全般てんかんの男性

　20歳強直間代発作で発症。23歳には欠神発作も出現。当初PHT投与で発作持続。27歳特発性全般てんかんと診断されVPAに変更。VPA800mgで発作消失した。
　40歳知人にてんかんに効くという健康食品を勧められ，VPA断薬したところ強直間代発作が出現。これに懲りてその後は薬を服用し発作は見られない。

　特発性全般てんかんはVPA単剤で発作が消失する例が多いのですが，思春期以降に発症した場合，中止すると再発する例がほとんどです。

「潜因性/症候性全般てんかん」または「てんかん性脳症」

> **ポイント**
> - ☑ 乳児期から幼児期に発症し，精神科医が診る時点では知的障害を必ず伴う
> - ☑ 全般発作と部分発作の両方を持つことも多い
> - ☑ レンノックス・ガストー症候群は非定型欠神発作，強直発作，脱力発作，ミオクロニー発作，強直間代発作のうち，複数の発作型を持つのが特徴

さて今回お話しするのは，普段の精神科診療では診ることはないものの，知的障害者施設の嘱託医になった時には一番苦労するてんかん症候群です。

最近は「てんかん性脳症」と呼ばれているグループです。

A. ウエスト症候群（点頭てんかん）　　有名なので参考までに

　昔小児科で習いましたね。これ自体を精神科医が診ることはありませんが，小さいときの診断名がこれであることはありますので一応知っておいて下さい。

　乳児期に発症し，スパスムと呼ばれる短い強直発作が連続して出現します。知能障害を伴うことが多く，約半数はレンノックス・ガストー症候群に移行しますが，症候性部分てんかんに移行する症例もあります。脳波はヒプスアリスミアと言って，無秩序な異常波が出るのが特徴です。発作が良くなってもならなくても，ウエスト症候群のままであり続けることはなく，治るか，他のてんかんに移行します。

B. レンノックス・ガストー症候群　　難治てんかんの代表例

　知的障害を伴う成人てんかんの中で難治なことで有名です。症例数はそれほど多くなく，一つの施設で1名から多くても数名までです。ただし転倒することが多く，施設職員が最も困っているので，「一番になんとかしてくれ」と相談されることが多いタイプです。

　発作症状として，非定型欠神発作，強直発作，脱力発作，ミオクロニー発作，強直間代発作のうち，複数の発作型を持つのが特徴です。このうち強直発作と脱力発作が頻回の転倒の原因になります。強直間代発作も転倒しますが，頻度は多くて月数回までなのとまだ抗てんかん薬が効きやすいのでなんとかなります。非定型欠神発作も多いことがありますが，倒れないので多くの例では無視されています。中には重積状態を起こしやすい人もいて，眠気や精神症状との鑑別が必要となります。

　脳波所見は1.5～2Hzのやや不規則な全般性多棘徐波と睡眠中に見られる全般性

の棘波群発です。ほぼ全例で知的障害を伴い，発作は難治です。発作を止めようとして，抗てんかん薬（特にベンゾジアゼピン）が大量に投与されると，逆に発作が増加する場合もあるので注意が必要です。

C. ドラベ症候群（乳児重症ミオクロニーてんかん）　珍しいが知っておいてもよいかも

川崎医院に通院中の294名の知的障害を伴う成人てんかん患者さんのうち，レンノックス・ガストー症候群が66名に対しドラベ症候群は3名とかなり少なめです。

たまにしか見ませんが，もしかすると診断がついていないか，他のてんかん症候群とされている可能性もあります。

乳児期に発症します。発症までの発達は正常というのが他のてんかん性脳症と大きく異なる点です。ただし施設に残っている本人の発育歴は不十分なことが多く，この点が確認できることはまれです。発作は発熱，入浴などで誘発されやすく，ミオクロニー発作，強直間代発作のほか部分発作も出現します。半側間代発作は交代性に出現するのが特徴です。すなわち右半身だったり，左半身だったり，その度に間代する側が変化します。発作が止まることはほとんどなく，小児期にはしばしばてんかん重積状態を起こすので大変なのですが，成人になると発作頻度は減少し，てんかん重積状態もほとんど起こさなくなります。成人での発作型は強直間代発作か半側間代発作で睡眠中の出現が主になります。

てんかん発作以外の症状として重要なのは，筋力の低下です。徐々に歩行が困難となることがあり，車いすになったり，場合によっては寝たきりになったりします。通常顔の筋肉も萎縮し頬がこけたように見えます。

脳波所見は全般性または局在性の棘波・棘徐波を示すことが多いのですが，特異的なものはありません。つまり脳波を見てもてんかんだろうという以外には情報は得られません。

亜型として強直間代発作のみを示し，脳波上背景波の徐波のみで棘波・棘徐波をあまり示さないものがあります。

遺伝子検査ではナトリウムチャネルの異常が6割の症例で見つかります。そのほとんどが突然変異と言われています。

特発性部分てんかん

> **ポイント**
> ☑ 小児期発症で思春期には治癒する

　今回の話はおそらく精神科医が診ることはないので読み飛ばしてもらっても良いと思います。というのはこれらのてんかんは小児期発症で，思春期には薬を中止できると言われているからです。

A. 中心・側頭部に棘波をもつ良性小児てんかん

　小児期発症で，片側の口周囲の短いけいれんを主症状とするシルビウス発作（ローランド発作）が特徴です。時に二次性全般化発作も出現します。発作は寝入りばなや明け方などの睡眠時に多く出現します。通常知能障害はありません。脳波検査では特に睡眠時に中心部・側頭部に棘徐波が頻回に見られます。発作が止まっても脳波の異常はしばらく持続しますが，思春期には薬の中止が可能です。

B. パナイオトポーラス症候群

　2000年に初めて認められた症候群です。発症は5歳頃で，眼球が左右どちらかへ向く症状や，嘔吐が主症状で，二次性全般化発作を示すこともあります。嘔吐はしばしば長時間続きますので，救急で運ばれてもてんかんとは気づきにくいと思います。後頭部の棘徐波を示すことも多いのですが，後頭葉てんかんで見られるような視覚症状（きらきら，チカチカ）はまれです。一生の合計発作回数は数回程度と少なく，思春期には薬を中止できると言われています。

C. 小児後頭葉てんかん（ガストー型）

　発病は8歳前後です。視覚症状（きらきら，チカチカ）が主で，半側間代発作が多く，複雑部分発作，二次性全般化発作を起こすこともあります。時に治りにくく，薬を服用しても発作が止まらない場合や，発作が止まっても薬をやめると再発する場合があると言われています。つまり「症候性部分てんかん」の後頭葉てんかんとそんなに変わらないと言うことです。使用する薬も同じですし，もし成人まで発作を持ち越して精神科医が診ることになったとした場合，「症候性部分てんかん」と区別できなくても特に問題はありません。

3章

てんかんの鑑別診断と分類診断

　ここまでの話で，てんかん発作とてんかん症候群のだいたいのイメージが掴めたのではないかと思います。ここまでの話を頭に入れた上で，てんかんと間違えやすい疾患との鑑別診断やてんかんの中での分類診断の話をしていきます。

　具体的な疾患の説明に入る前に，診断の手順と注意点を説明したいと思います。

3章　てんかんの鑑別診断と分類診断

1 てんかんの鑑別診断　診断の手順と聴取のポイント

A． てんかんかどうかの鑑別は患者さんの人生を左右する

　まずはてんかんを疑ったときにてんかんかそうでないかを判断し，その後にてんかんの中での分類を考えていきます。

　てんかんでないのにてんかんと診断し抗てんかん薬を処方すると，薬の副作用が出る危険があり，また基本的に症状はよくなりません。逆にてんかんであるのに診断がつかないと発作が良くならないばかりでなく，発作による様々な危険にさらされることになります。たとえばてんかんと知らずに自動車運転を続けることなどです。

　これに比べるとてんかんの分類診断が間違っている場合の害は少し小さくなります。最近の抗てんかん薬は全般発作にも部分発作にも効果のあるものが多いので，分類診断が間違っていても効果があることも多いのです。

　ですからまずはてんかんでないかどうかの診断をしっかりつけることです。

B． 診断に重要なのは問診で脳波は時に誤診の原因になる

　てんかんの鑑別診断を行う上で最も重要なのは問診です。先に見たようにその中で特に重要なことは発作症状を詳しく確認することです。

　特に発作症状の聴取について

　出来るだけ本人と目撃者と両方の情報を得ることは極めて重要です。

　発作症状のところで見たように，発作によって，目撃証言が重要なものと，本人からの聴取が重要なものとがあります。全ての発作についてできるだけ詳細に情報を得るには本人だけでも目撃者だけでも不十分です。

C． 本人から聴取する時のポイント

- ・意識消失前の前兆の有無とその内容，前兆は毎回同じか異なるか
- ・意識消失以外の症状の有無（視覚発作などの単純部分発作とミオクロニー発作）
- ・意識消失した場合，意識回復時の「ボーッとした感じ」の有無
- ・分かれば発作の持続時間

- 転倒の有無，場所の移動の有無，誘因
- その他の随伴症状（咬舌，失禁，頭痛，筋肉痛，発作後麻痺，睡眠など）の有無

　やはり重要なのは意識のある発作です。意識のない間のことは本人には分かりませんが，その後の様子を聴くことである程度推測できることがあります。目撃者がない状況で起こった発作については本人から詳しく聴取する必要があります。

D. 目撃者から聴取する時のポイント

- 意識消失や痙攣の有無，あればその持続時間
- 痙攣については部位と強直か間代か，規則的か不規則か
- 口部自動症や転倒の有無，その他の随伴症状の有無
- 発作後のもうろう状態の有無
- その他の随伴症状（咬舌，失禁，頭痛，筋肉痛，発作後麻痺，睡眠など）の有無

　本人が記憶していない症状については目撃者の証言が頼りになります。特に様々な身体の動きについては，身振り手振りを交えながら詳しく確認する必要があります。

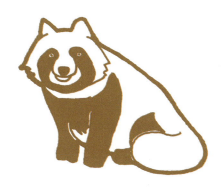

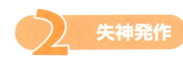

ポイント

- ☑ 失神発作は意識消失，転倒するだけでなく時に短時間の痙攣を伴う
- ☑ 複雑部分発作の意識消失を，本人が「一瞬」と言うために，失神と誤診されることがある
- ☑ 意識回復するまで目撃者がいなければ，失神発作と「てんかん大発作」は区別が難しい

てんかんとの鑑別が必要な疾患で，精神科医にとって重要なものとしては，失神発作，心因性非てんかん発作（解離性障害，転換性障害），パニック障害，REM 睡眠行動異常症などがあります。

これらはいずれも決定的な検査がない疾患です。従って症状のみで鑑別を行う必要があります。てんかんには脳波という決定的な検査があるではないか，と思われるかも知れません。しかしてんかんでも脳波に異常が見られないことは多く，また稀ではありますが，てんかんでないのに脳波異常を示すことがあります。また脳波は専門家以外では判読が難しいという難点もあります。さらに心因性非てんかん発作はてんかんと合併することが多いので，脳波異常が見られても，心因性非てんかん発作を否定する根拠には全くなりません。したがって鑑別を脳波所見に頼るとしばしば誤診につながります。これらの疾患の鑑別は，脳波に全く頼らないで行うことが重要です。

A. 失神発作について（意識消失と転倒を主訴とした場合）

失神発作は心因性非てんかん発作と並んで，てんかん発作と間違われることの多い疾患です。また逆にてんかん発作を失神発作とされてしまうこともありますので注意が必要です。

失神発作の特徴

- ・意識消失前に気分の悪さを訴えることが多い。
- ・意識消失直前には眼前暗黒感，血の気の引くような感じを訴える。
- ・意識消失すれば通常は転倒する。
- ・意識消失の持続時間は短く，数秒から十数秒程度が多い。
- ・発作後のもうろう状態を伴わない。
- ・時に短い強直やミオクローヌスを伴い，目撃者から「痙攣」と報告される。
- ・恐怖，痛み，排尿などの誘因があることが多い。

・若年者，高齢者に多い。

これらの中で，恐怖，痛み，排尿などの誘因を除けば，てんかん発作とも重なるものが多くあります。従って一つの特徴だけで鑑別するのではなく，総合的に考える必要があります。また特徴が重なると言っても，これら全てを満たすてんかん発作はないので，漠然とてんかん発作と鑑別するのではなく，特定のてんかん発作とどこが異なっているのかをしっかりと考えて行けば鑑別は可能です。

失神発作をてんかん発作と誤られるのか，その逆かによって，鑑別すべきてんかん発作は異なりますので，二つに分けて考えていきます。

B. 失神発作をてんかん発作と誤られやすいもの

強直間代発作，単純部分発作→二次性全般化発作

最も鑑別が必要な発作です。短い強直痙攣やミオクローヌスを伴った場合はさらに紛らわしくなります。意識消失後に，転倒し「痙攣」を伴う点は「てんかん大発作」に似ていますし，気分の悪さ，眼前暗黒感があった場合，てんかんの単純部分発作によく似ています。

相違点としては，「てんかん大発作」の場合，痙攣の持続が1分程度と長く，発作後の意識の回復にもかなり時間がかかることです。「失神発作」であれば，痙攣は非常に短く，転倒後の意識の回復は通常速やかです。また単純部分発作の持続は数秒から1分程度と短いので，気分の悪さが倒れる5分以上前から続いていれば，失神発作が疑われます。

症例8　前兆に続いて意識消失，転倒，全身痙攣？

家族歴・既往歴：特記事項なし。
本人歴：高校1年生。成績普通。運動普通。

昼ごろ授業中に椅子に座っていて「胸のあたりが気持ち悪い，吐きそうな感じ」の前兆に続いて意識消失し転倒。顔を床にぶつけた。友達の話では「うーっ」とうなっていて，30秒程度倒れていた。回復後歩いて保健室に行く。

後日循環器科受診。心臓に異常はない。

脳外科受診。MRI正常。脳波に異常がある。てんかんと診断され投薬を勧められた。当院を紹介され受診。

当院の脳波：左右の前頭部から前頭極部に棘波2回。

この時の診断：初回発作（症候性部分てんかんの始まりか）
発作型：単純部分発作→複雑部分発作か二次性全般化発作
説明：初回発作だが脳波異常があるので発作を繰り返す危険が高い。転倒すると怪我をする危険がある。投薬は一度開始すると2～5年は続ける必要がある。最終的に発作が止まるかどうかについては2回目，3回目の発作後に投薬を開始しても確率は同じ。

　これに対し本人と家族は「無投薬で様子を見たい」と言われ，もう1回発作があれば受診してもらうことになる。発作症状についての情報が不十分なので，次回受診時は今回の発作も含めて症状を詳しく聞いておいてもらう。

　当院初診の2週間後に2回目の発作があり，母親より電話で相談を受け以下のような情報を得た。

　保健体育で性教育の授業中，気持ち悪いスライドを見ていた。「気持ち悪い」「血の気が引く感じ」の前兆に続いて意識消失転倒。数秒で意識回復。実は初回発作も保健体育で性教育の授業だった。再度学校に初回の症状を確認したところ，2回目と同じだったことがわかる。すなわち1回目は気が動転していて30秒位の持続だったように思えたが，2回目は周囲も落ち着いていて数秒程度だと確認。思い返すと初回と2回目の長さは同じだったと目撃者は答えた。

最終診断：失神発作
　その後も無投薬で発作は起こっていない。

　側頭葉てんかんの前兆と失神発作の前兆はよく似ていて区別がつきにくいことがあります。てんかんでない人でも稀に脳波異常が見られますので，脳波を重視すると誤診の危険が増します。目撃情報もこのように不正確なことがありますので，情報が不十分と感じた時は診断を保留し，経過を見る方が良いでしょう。

C. てんかんを失神発作と誤られやすいもの

複雑部分発作

　複雑部分発作を繰り返している場合に，医療機関を受診しても診断がつかず，失神発作を疑われて循環器科を紹介され，「心臓には異常はない」と言われてそれきりになることがよくあります。本人が意識消失を「一瞬」と表現することが多いためです。目撃者の証言を取れば誤診されることはありません。目撃証言がなかった

としても，複雑部分発作は，通常転倒しない，回復までが数分と長い，もうろう状態を伴うなどが異なるので，本人に状況を詳しく聞くことで鑑別は可能です。

強直間代発作や二次性全般化発作

失神発作の目撃証言が，強直間代発作や二次性全般化発作を連想させるのに対し，強直間代発作や二次性全般化発作の目撃証言が失神発作と誤られることはあり得ません。失神発作で痙攣を伴うことはあまり知られていませんし，知っていても目撃者が「全身が 5 分くらい痙攣していた」と証言するので，まず失神発作を考えることはありません。

しかし目撃者がなく発作後の頭痛，筋肉痛などを伴わなければ鑑別は極めて困難となります。本人だけでは，重要なポイントである意識消失の持続時間が分からないからです。このような場合は，意識消失する前の自覚症状や，誘因となる状況がないかを詳細に確認する必要があります。

 脱力発作は失神発作に似ているように思いますが？

 脱力発作のことを良く理解していますね。その通りで突然意識を失い転倒し，すぐに回復するということから，失神発作に最も良く似ているのは脱力発作です。しかしこれが問題になることはほとんどありません。なぜかというと脱力発作はレンノックス・ガストー症候群またはその近縁の難治てんかんでしか見られず，幼児期には発症し，知的障害を伴い，すでに診断がついているからです。成人になってから脱力発作を発症することはほとんどありません。

このほか，転倒する複雑部分発作，強直発作なども似ているのですが，いずれも比較的稀な発作で，通常すでにてんかんの診断はついている難治の方に見られます。精神科医が診るときの鑑別の対象には普通なりません。

> **症例 9　失神発作と診断されたが，自動車運転をためらっていた男性**

60 歳男性。最近自動車運転をする仕事に就いたばかり。

数年前より高速道路を運転中に気がつくと蛇行していることがあった。近くの脳神経外科を受診。MRI で異常なし。精神的なものではないか，と言われ精神科を紹介される。精神科からは抗不安薬を処方されたが特に改善はしなかった。

その後も一瞬意識が途切れる感じが月に数回出現。本人は自動車運転に不安を感じていたが，特に医師からは禁止されなかった。

最近自動車運転をする仕事に就いたため不安になり，総合病院の神経内科を受診。脳波では異常なし。ただし覚醒時の記録のみ。一瞬意識を消失するという訴えから失神発作を疑われ，循環器内科を紹介。安静時の心電図，ホルター心電図，心エコーに異常なし。「失神発作かなあ」という診断。

　本人仕事の開始が目前に迫るためますます不安になり当院予約。最初の予定は1ヵ月先であったが，電話で話を聞いたところ複雑部分発作が疑われ，自動車運転の必要があることから予定を繰り上げ翌日診察することとした。

　目撃した知人は診察に同伴できないとのことであったため，診察までに知人に電話をかけ，発作症状の詳細，特に持続時間，口部自動症の有無を確認してもらうこととした。知人の話では「突然動作が止まり，会話が中断する。その後話しかけても返事はない。30秒から1分で返事をするようになるが，少しぼんやりした感じがある。口部自動症はない」とのことであった。この時点で発作症状は複雑部分発作であることはほぼ確実で，症候性部分てんかん，おそらくは側頭葉てんかんであると考えられた。念のため睡眠脳波検査を施行した。浅眠時に右側頭部に繰り返し鋭波が出現していた。

　カルバマゼピンを投与開始したところ発作は2年以上完全に消失している。自動車運転も時々しているが，仕事で運転するつもりはない。

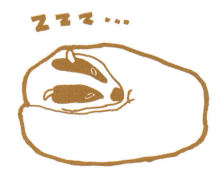

心因性非てんかん発作

> **ポイント**
> - ☑ 心因性非てんかん発作とてんかんの鑑別は時にかなり難しい
> - ☑ 心因性非てんかん発作は知的障害または境界知能の例に多い
> - ☑ 心因性非てんかん発作は器質性脳障害を持つ例に多い
> - ☑ てんかんと心因性非てんかん発作は合併することも多い
> - ☑ 心因性非てんかん発作は持続時間が長いため，痙攣発作重積状態と誤診されることが多く，しばしば救急搬送される

　心因性非てんかん発作は精神科を受診する患者さんの中で，特にてんかんとの鑑別が重要になってきます。その症状に入る前に症例の特徴を見ておきます。

A. 心因性非てんかん発作を持つ症例の特徴

- 一般人口の1％に出現
- 女性に多く，66～99％が女性と報告されている
- 知的障害を伴う例が多い
- 23.7％で脳器質性障害の合併

　知的障害の中では，特に軽度知的障害に多く，てんかん合併例ではさらに軽度知的障害が多いと言われています。知的障害を伴うとてんかんの合併が多いので，知的障害，てんかん，心因性非てんかん発作の3者の合併例は稀ではないことになります。
　最後の脳器質性障害の合併が多いという事実は重要です。我々は，てんかんは脳の病気，心因性非てんかん発作は心の病気と思っていますので，器質性障害があればてんかんの可能性が高く，心因性非てんかん発作は否定的と考えてしまいがちです。しかし事実はそうではありません。てんかんも心因性非てんかん発作も両方疑う必要があります。

B. 心因性非てんかん発作の症状の特徴

- 発作の出現が緩徐で持続時間が長い
- 発作症状が解剖学的に矛盾し，発作の進展が不定
- 発作後のもうろう状態が少ない

- 意識障害と意図的行動が共存する
- 疾病に伴う利得があり，意図的に発作を誘発する

てんかん発作と異なる心因性非てんかん発作の特徴には以上のことが挙げられます。ただこれら全てが心因性非てんかん発作で見られるとは限りません。次に述べるさらに詳しい症状の検討が重要です。

C. 鑑別診断

心因性非てんかん発作とてんかん発作の鑑別が困難な理由の一つに，心因性非てんかん発作の症状がてんかん発作よりもさらに多様であることが挙げられます。前回の失神発作であれば，どの症例でも大体同じ症状を呈するので，失神発作の症状をしっかり頭に入れておけば鑑別は可能です。心因性非てんかん発作の症状はあまりにも多様で，典型例というものを記述することができません。てんかん発作も様々な種類がありますが，それぞれの発作については症状がほぼ一定で典型例を描くことができます。先に述べた特徴から心因性非てんかん発作が疑われた場合，その症状が，どのてんかん発作にも当てはまらなければ，心因性非てんかん発作と診断することになります。そして一つの徴候のみで診断することは困難ですので総合的に判断する姿勢が大切です。以下具体的に述べていきます。

心因性発作をてんかん発作と誤られやすいもの：痙攣発作重積状態

全身を激しく動かすタイプの心因性発作に似ています。心因性非てんかん発作は長く続くことが多いので，単発の強直間代発作や二次性全般化発作と誤られることは少なく，痙攣発作重積状態と思われて救急車を呼ばれ，病院に着いても発作を起こし続けているので，救急科の医師にも重積状態と診断されて過剰な抗てんかん薬投与が行われてしまうことがよくあります。救急科の医師がてんかんの専門家であることはほぼあり得ないことですし，救急医療の現場では脳波検査をすぐに施行することは困難だと思います。しかもこの鑑別はかなり難度が高いと考えられます。従って過去に救急病院で痙攣重積状態と診断されていることは心因性非てんかん発作を否定する根拠にはなりません。

鑑別点としては，痙攣発作重積状態では，痙攣は規則的で，四肢を抑えても痙攣には変化がなく，チアノーゼが著明で，しばしば咬舌や失禁を伴い，痙攣終了後の頭痛・筋肉痛・全身倦怠感がかなり強いのに対し，心因性非てんかん発作では痙攣が不規則でそれほどの迫力がなく，四肢を抑えると止まることがあり，顔色は多少蒼白のことはあってもそれほど悪くなく，咬舌や失禁は稀で，痙攣終了後の倦怠感が軽く回復が早い，ということが挙げられます。

3. 心因性非てんかん発作

症例10 「痙攣重積」で治療され難治に経過した心因性非てんかん発作

29歳女性。

家族歴：特記すべきことなし

出生・発育：3歳網膜色素変性症の疑い。小学部より盲学校。理学療法科卒業後鍼灸あんま治療院就職するが退職。作業所通所。

既往歴：27歳より対人恐怖症のため心療内科通院。

MRI：両側大脳白質に点状の高信号域が散見（D医大）

精神遅滞：なし　　神経学的所見：全盲

現病歴：

26歳過呼吸で救急病院受診。数時間で帰宅。その後しばらく無症状。

28歳より月1回過呼吸で体を硬直させることが出現。

29歳2月から4月は過呼吸で体を硬直させることが，月4〜5回に増加。同時に自分の髪を引っ張ったり，頭を叩いたり，床に打ちつけることが出現。5月はさらに7回へ増加。6月過呼吸，身体の硬直がきつく，作業所より救急要請。

A病院へ入院。「痙攣重積」で静脈麻酔。入院10日目以降発作止まり，入院後2週間で退院。

退院の2日後に自宅で過呼吸，全身硬直出現し救急要請。

B病院入院。「痙攣重積発作」でプロポフォールにて全身麻酔。PHT＋VPA＋PB投与開始。抜管の度に硬直再発し，全身麻酔再開を繰り返す。

再入院の約1ヵ月後「てんかん専門病院」のC病院転院。両上肢をバスケットのトラベリングの反則の時のような形でくるくる回す，後弓反張，右半身硬直などの症状が見られる。脳炎，脳症の疑いでラボナール投与下にエスクレ，VPA，CBZ，CLB，TPMなどを投与。ステロイドパルスも行われる。髄液は正常。

転院から約1ヵ月後，脳炎，脳症の精査目的にD医大神経内科へ転院。ラボナール中止し，一時ドルミカム，ノーベルバールも使用するが，その後は内服でCBZ＋PB＋TPMとし発作は日に1〜2回へ減少。症状一定せず欲求が通らない時に出現すること，発作時DZP無効であることから心因性発作も疑われ，精神科受診。抗不安薬投与開始。

D医大転院から約1ヵ月で退院し，家族がその後の投薬調整を希望し当院受診。

発作型：意識なくまばたきを頻回にし始めて2〜3分経過後全身の硬直となる。右手または両手をガクガク動かす。両下肢は硬直。時に両下肢屈曲し，自転車こぎのような動き。全身の硬直終了後に両肩のぴくつきや頭を持ち上げる動作伴う。

（持続）15分〜1時間

発作症状と経過から心因性非てんかん発作と診断し，抗てんかん薬を1剤ずつ漸減中止。無投薬としたが発作は出現しなかった。精神的な問題が大きいため近く

57

の精神科クリニックに通院。1年間は何もなかったが，あるときクリニック受診中に発作出現。主治医より直接電話で症状を確認したが，以前と同様であり，心因性非てんかん発作であると考えられた。

　この症例の場合入院前にも心因性非てんかん発作を疑わせる症状を繰り返しており，過去の症状を詳しく聴取すれば，診断は比較的容易であったと思われます。心因性非てんかん発作には決定的な検査はありませんので，検査に頼っていては診断を誤ります。

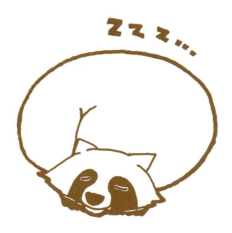

4 心因性非てんかん発作　その2

ポイント
- ☑ ぼーっとするだけの心因性非てんかん発作と複雑部分発作の発作後もうろう状態は鑑別が困難
- ☑ 非痙攣発作重積状態や前頭葉起源の複雑部分発作はあまり知られていない発作なので，心因性非てんかん発作と誤診されることがある

A. 心因性非てんかん発作とてんかん発作と区別がつきにくいもの：側頭葉起源の複雑部分発作

　長時間ボーっとするタイプの心因性発作に似ています。てんかん発作は通常持続時間が短いのですが，複雑部分発作の場合，発作自体は1分程度と短いものの，もうろう状態はしばしば30分以上と長く続きます。従って回復までの持続時間では鑑別はつかず，症状もかなりよく似ています。ただ幸いなことに複雑部分発作は病院へ搬送する必要はありません。その場で回復を待つのが正しい対応の仕方ですので，心因性非てんかん発作と同じです。よく分からなくても害は少ないと考えられます。

　症状の相違点ですが，複雑部分発作であれば，発作の開始時は動作が停止し，普通は開眼しています。半数の例で口部自動症を伴うのでこれがあればまず複雑部分発作と考えて間違いありません。また発作後もうろう状態からの回復はゆっくりですが，必ず徐々に回復する方向に向かいます。これに対して心因性非てんかん発作の場合は，しばしば閉眼していて目を開けようとすると抵抗します。意識の回復は突然ですが，またぼーっとするということをしばしば繰り返します。意識が戻った瞬間に自ら「発作です」というのはまず心因性非てんかん発作です。

B. てんかん発作を心因性発作と誤られやすいもの

　次にてんかん発作を心因性非てんかん発作と誤られやすいものを挙げていきます。ここには少し珍しい発作が並びます。他の一般的なてんかん発作とは症状が異なるため，心因性非てんかん発作と考えてしまいがちですので注意が必要です。

非痙攣発作重積状態

　意識障害の程度は変動し長時間持続します。時には意識障害というより性格が変わった感じに思われます。てんかんを背景に出現するものとしては，レンノックス・

ガストー症候群の非定型欠神発作重積状態が多いのですが,そもそもレンノックス・ガストー症候群を診ることが稀だと思います。

　むしろもともとてんかんはなく,尿毒症などの重篤な身体疾患の一症状として出現することがあり,総合病院では注意が必要です。精神科ではベンゾジアゼピンを中断した時に出現することがありますので知っておいた方が良いでしょう。

　症状からは鑑別は困難です。幸いなことに発作時脳波が極めて有用で,発作時に必ず全般性棘徐波または高振幅徐波が持続的に出現します。よく分からない意識障害を診たときには必ず脳波検査をすべきです。

前頭葉起源の複雑部分発作

　動きが奇妙で,もうろう状態がなく,発作時も脳波に異常が出にくいため,心因性発作と時に誤診されます。しかも発作中に意識が保たれていることもあるため一般的なてんかん発作には全く似ていません。このような発作があることを知らなければ必ず誤診します。

　心因性非てんかん発作との相違点は,毎回症状が同じで,持続時間が数秒から数十秒と短いことです。発作時にも脳波異常が出にくいですが,発作時脳波ビデオモニタリングを行う価値は十分にあります。発作頻度が多いため検査をすれば発作が複数回捕捉しやすく,脳波に異常が出なくても,毎回症状が同じで短時間で終了することが確認できれば診断が可能です（前頭葉てんかんで見た症例参照）。

5 パニック発作とREM睡眠行動異常症

ポイント

- ☑ 前頭葉起源の複雑部分発作は精神科医の中であまり知られていないため，時にパニック発作と誤診されることがある
- ☑ 前頭葉起源の複雑部分発作はREM睡眠行動異常症とも似ているが，その場から移動することはなく，他者への暴力も見られない
- ☑ 側頭葉起源の複雑部分発作が睡眠中に起こった場合，行動を抑制すると暴れることがあり，REM睡眠行動異常症とも似ているが，何もしなければ暴れることはない

　てんかん発作と同じく発作的に出現するものとして精神科でよく遭遇するパニック発作があります。精神科医であればパニック障害はよく診ますので，パニック発作をてんかん発作と誤診する可能性は少ないと思います。精神科から「てんかんの疑い」で紹介された中で，てんかんでない場合のほとんどは心因性非てんかん発作です。少数失神発作が混じりますが，今のところパニック障害の方は1例もありません。よく知っている疾患だけにてんかん発作をパニック発作と誤診する危険の方が大きいと思われます。

A. パニック発作の特徴

- ・動悸・呼吸困難等の症状が突然出現。「死の恐怖」を感じる。
- ・10分程度でピークに達し，20〜30分で消失。
- ・再発への恐怖感から電車・エレベーターなどに乗れなくなる。
- ・基本的に意識がなくなることはない。

　このようにパニック発作は，症状がかなり明確で，それほど多様性がありません。

鑑別診断

前頭葉起源の複雑部分発作（夜間睡眠中の場合）
　この発作はしばしばてんかんとは診断されず，心因性非てんかん発作と誤診されることがあることは先ほど述べた通りです。よく分からない症状なので，時にはパニック発作とも誤診されます。これはこの発作では発作中に意識があっても体の不規則な動きは自覚されず，呼吸困難や動悸のみを自覚していることが多いためです。

またこの発作は夜間睡眠中に始まることが多いため、家族の目撃情報が得られないことも誤診しやすい原因となります。

相違点としては持続時間が数秒から十数秒と短いことが重要です。また体の不規則な動きが目撃されないのは、発作が夜間睡眠中に限られるからですが、パニック発作が夜間睡眠中のみに出現することは通常ありません。もちろん発作時の体の動きを目撃されれば、パニック発作とは異なることは明白になります。

精神科の患者さんで明白な恐怖感、不安感、離人感などとは異なる、頭部の違和感や気持ち悪い感じなどよくわからない自覚症状を訴える人があります。これらがてんかん発作の可能性はないのか時々心配になりますがどのように鑑別すれば良いのですか。

症状の内容だけでは、単純部分発作とは区別がつきません。これは単純部分発作の多様性によるのですが、人間のあらゆる感覚は、刺激が最終的に大脳のどこかに伝達され、神経細胞の興奮が引き起こされることによって生じます。大脳の自発的な神経細胞の興奮によりてんかん発作は起こるわけですから、あらゆる種類の感覚は単純部分発作の症状として起こる可能性があります。

最も大きな相違点は持続時間です。単純部分発作の持続時間は数秒から数分以内と短く、精神科の患者さんが訴える自覚症状のように長時間続くことはありません。そもそも短い単純部分発作のみで医療機関を受診することはまずありませんので、自覚症状だけを持つ人の場合、それがてんかん発作である可能性は極めて低いと言えます。

B. REM 睡眠行動異常症について

REM 睡眠行動異常症の特徴
- 40 歳から 80 歳でよく見られ、男性に多い。
- 睡眠中に、四肢を振り回す、殴る、蹴る、ベッドから飛び出すなどの激しい行動。
- しばしば夢の内容に沿った行動を取る。

それほど多くは見られませんが、時にてんかんとの鑑別が必要になります。

鑑別診断

前頭葉起源の複雑部分発作（睡眠中に起こる場合）

睡眠中に出現しやすく，激しい動きを伴うという点はよく似ているので双方向性に鑑別が必要になります。

相違点としては，前頭葉起源の複雑部分発作では，他者への攻撃は見られず，基本的にその場から移動しないということが挙げられます。また前頭葉起源の複雑部分発作は毎回の症状が同じですが，REM睡眠行動異常症では夢の内容によって動きが変わり，その場から移動することも稀ではありません。しばしば他者への暴力も見られます。

側頭葉起源の複雑部分発作（睡眠中に起こる場合）

側頭葉起源の複雑部分発作は前頭葉起源のものほど睡眠中に好発する訳ではありませんが，中には睡眠中のみに起こる人もいます。毎回暴れることもないのでよく話を聞けば間違われることは少ないと思います。ただ発作後のもうろう状態で徘徊することはよくあります。日中であれば無理に座らせることは少ないと思いますが，睡眠中に起こると家族も心配だったり自分も早く寝たいと思ったりで，寝かしつけようとすることがあり，その時に暴れることがあります。

側頭葉起源の複雑部分発作では家族が気づいた時点で暴れていることはありません。横に寝ている家族は動作停止，開眼だけでは気がつきませんので，口部自動症で口をクチャクチャする音か，もうろう状態で動き始めた時に気がつくはずです。家族が押さえつけるのはたいてい患者さんが立ち上がった時で，これに抵抗して初めて暴れます。この状況を確認すれば誤診は防げます。

6 症状からはてんかんと鑑別不能またはてんかんの原因となる重要な疾患

A. 脳腫瘍（特に悪性腫瘍）

発生する部位により症状が異なりますが，てんかん発作が初発症状のこともあります。

初発のてんかん発作を診た場合必ず MRI のチェックが必要です。

B. 脳動静脈奇形や海綿状血管腫など

脳出血の危険があるため早期に手術を検討する必要があります。

他の良性腫瘍，皮質形成異常，海馬の萎縮なども MRI で診断されますが，手術については薬物療法が無効の場合に初めて考慮します。初発の時点でこれらの有無も分かっていれば，長期的な方針が立てやすいでしょう。自分で MRI が読めなくても脳外科か放射線科医師に現在の症状と検査の目的を明確に伝えればしっかり読影してもらえるので心配はありません。

C. その他

また電解質異常や血糖値の異常でてんかん発作と似たような症状を起こすことはありえます。初診時は採血もしておきましょう。

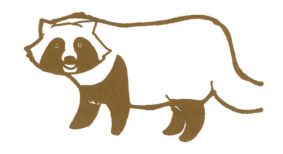

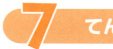
てんかんの分類診断

ポイント
- ☑ てんかんの分類診断はできた方が良いが，間違ったとしても，てんかんの鑑別診断の誤りよりは害が少ない
- ☑ てんかんの分類診断を行うには，発症年齢，知的障害の有無，ミオクロニー発作や単純部分発作のような軽い発作の有無が重要である

てんかんの診断が確定すれば次はてんかん症候群分類のいずれに分類されるかを決定します。実際には他の疾患との鑑別診断をする際に，てんかんとすればどの症候群に当てはまるかも同時に考えていることが多いのですが，ここでは分けて考えてみます。

てんかんと分かればそれで良いのではないか，と思われる方も多いと思います。なぜてんかん症候群分類をするのかと言いますと，それにより予後，治療方針が異なるからです。広範囲に有効な抗てんかん薬が増えてきましたので，以前ほどは症候群分類を気にしなくても良くはなってきましたが，予後はある程度異なりますので分けられるものなら分けた方が良いと思います。

以前にも触れた症候群分類をもう一度示しておきます。

細かい分類は不可能なことも多いのですが，四大分類までならほとんどの場合可能です。予後の推定，薬剤選択には四大分類までででほぼ十分です。四大分類の中で「特発性部分てんかん」は精神科医が診ることはほぼありません。以下の鑑別はそれ以外の三つのグループについて述べていきます。

てんかん症候群分類（1989年の国際分類をもとに作成）

	特発性	症候性（潜因性）
部分	特発性部分てんかん 　中心・側頭部に棘波をもつ良性小児てんかん 　パナイオトポーラス症候群 　小児後頭葉てんかん（ガストー型）	症候性部分てんかん 　側頭葉てんかん 　前頭葉てんかん 　頭頂葉てんかん 　後頭葉てんかん
全般	特発性全般てんかん 　小児欠神てんかん 　若年欠神てんかん 　若年ミオクロニーてんかん 　覚醒時大発作てんかん	潜因性/症候性全般てんかん 　ウエスト症候群 　レンノックス・ガストー症候群

3章　てんかんの鑑別診断と分類診断

A. 分類診断を行うための手がかり

　分類診断のために役に立つポイントをいくつか挙げておきます。精神科医が診る「潜因性/症候性全般てんかん」はほとんどが「レンノックス・ガストー症候群」かその近縁のてんかんですので，ここではそれらを「レンノックス・ガストー症候群」で代表しておきます。

発作症状と発作頻度

　全般発作があれば全般てんかんで，部分発作があれば部分てんかんです。例外は「レンノックス・ガストー症候群」で時に部分発作が見られます。

　全般発作でも「強直発作」「脱力発作」があれば「特発性全般てんかん」ではなく，「レンノックス・ガストー症候群」です。

　転倒する発作が頻回にあれば「レンノックス・ガストー症候群」か「前頭葉てんかん」です。

発症年齢

　「特発性部分てんかん」「レンノックス・ガストー症候群」は小児期発症で，「特発性全般てんかん」は小児期または思春期発症です。これに対し「症候性部分てんかん」はいずれの年齢でも発症します。従って30歳以上の発症であればほとんどが「症候性部分てんかん」です。

知的障害の有無

　あれば「症候性部分てんかん」か「レンノックス・ガストー症候群」で，なければ「特発性全般てんかん」か「症候性部分てんかん」です。

脳波所見

　過信すると誤診の原因になるので要注意です。特定の症候群に特異的な脳波所見は意外に多くありません。3 Hz またはそれ以上の全般性棘徐波は「特発性全般てんかん」によく見られますが，「前頭葉てんかん」にも見られます。また3 Hz より遅い全般性遅棘徐波は「レンノックス・ガストー症候群」に特徴的とされますが，知能障害のない「症候性部分てんかん」にも見られます。特に若い人の場合脳波が全般化しやすいので注意が必要です。側頭部の焦点性棘波は「側頭葉てんかん」でよく見られますが，それ以外の「症候性部分てんかん」や「レンノックス・ガストー症候群」でも見られます。睡眠中に頻発する全般性の棘波群発もしくは速波律動は「レンノックス・ガストー症候群」に特異的と言われていますが，知的障害も転倒する発作もないてんかんの症例で稀に見ることがあります。発作症状・発症年齢・

知的障害の有無から考えられる脳波所見と一致して初めて意味があるということを忘れないでください。

外傷，脳炎などの既往歴

あれば「症候性部分てんかん」か「レンノックス・ガストー症候群」です。

家族歴

ほとんどの症例でてんかんの家族歴はありません。優性遺伝なら特定の家族性てんかん症候群が考えられます。当院で一番多いのは良性成人型家族性ミオクローヌスてんかんです。他に前頭葉てんかん，家族性の外側側頭葉てんかんの方があります。時に進行性ミオクローヌスてんかんの可能性もありますので注意が必要です。

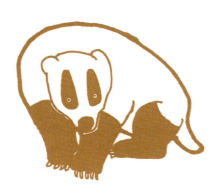

8 てんかんの分類診断2

ポイント

- ☑ 知的障害がなければ「特発性全般てんかん」か「症候性部分てんかん」
- ☑ このうち30歳以上の発症，意識消失のみの発作の存在，意識消失前にミオクロニー発作とは明らかに異なる前兆の存在のいずれか一つでもあれば「症候性部分てんかん」
- ☑ ミオクロニー発作があれば「特発性全般てんかん」
- ☑ 知的障害があれば「レンノックス・ガストー症候群」か「症候性部分てんかん」
- ☑ このうち10歳以上の発症または転倒する発作がない場合は「症候性部分てんかん」

次は三つのグループの鑑別です。まずは知的障害の有無と発症年齢で分けます。

知的障害がなければ「特発性全般てんかん」か「症候性部分てんかん」です。このうち30歳以上の発症であれば，ほとんどが「症候性部分てんかん」です。

知的障害があれば「レンノックス・ガストー症候群」か「症候性部分てんかん」です。このうち思春期以降の発症であれば，ほとんどが「症候性部分てんかん」です。

ここまでで鑑別ができなかった症例について以下で詳しく見ていきます。

A.「特発性全般てんかん」か「症候性部分てんかん」の鑑別

「てんかん大発作」が主症状である場合

ミオクロニー発作か単純部分発作の存在を確認します。ミオクロニー発作があれば「特発性全般てんかん」，単純部分発作があれば「症候性部分てんかん」です。

発作が睡眠中だけであれば「症候性部分てんかん」の可能性が高く，発作が覚醒直後であれば「特発性全般てんかん」の可能性が高いと考えられます。ただし例外もありますので，経過を注意深く見ていく必要があります。

意識消失が主症状であった場合

意識消失する発作が欠神発作である可能性が少なく，多くは複雑部分発作です。「数秒程度の意識消失」と本人が訴えた場合，目撃者に必ず確認する必要があります。

欠神発作が思春期以降に主症状となるのは若年欠神てんかんのみですがあまり多くはありません。

脳波検査では必ず睡眠記録を行う必要

「側頭葉てんかん」の場合浅眠時に棘波が見られやすいと言われています。

「特発性全般てんかん」は覚醒時によく棘徐波が出現しますが，睡眠時に初めて見られることも多いのでやはり睡眠記録を行う必要があります。

B.「レンノックス・ガストー症候群」と「症候性部分てんかん」の鑑別

レンノックス・ガストー症候群は少数派

知的障害＋てんかんというと「レンノックス・ガストー症候群」が代表のように思われますが，実際は「症候性部分てんかん」が多く，その中でも「側頭葉てんかん」より「前頭葉てんかん」が多く見られます。当院のように難治てんかんが集まっている医療機関でも「レンノックス・ガストー症候群」は知的障害を持つてんかん患者の2割強に過ぎません。ただし週1回以上の発作頻度を示す者に限ると約半数が「レンノックス・ガストー症候群」を示しますので，難治てんかんの場合は「レンノックス・ガストー症候群」を先に考える方が良いと言えます。逆に投薬により発作が消失している症例はほとんどが「症候性部分てんかん」と考えて良いでしょう。

転倒する発作の有無

「レンノックス・ガストー症候群」の最も主要な発作は強直発作です。また脱力発作もしばしば見られ，いずれの発作も転倒してけがをすることの多い発作です。従って転倒する発作が全くなければ，「症候性部分てんかん」の可能性が高いと考えられます。例外は非定型欠神発作重積状態を主症状とする場合ですが，これは「レンノックス・ガストー症候群」の中でもかなり少数派です。

転倒する発作があれば「レンノックス・ガストー症候群」とは単純に決められません。というのは「前頭葉てんかん」でも頻回の転倒する発作が見られる症例があるからです。

脳波異常

知的障害が重くなればなるほど脳波検査を行うことが難しくなります。

もし運良く脳波検査ができた場合の話ですが，脳波異常が顕著で，全般性遅棘徐波がほとんど持続的に出現しているか，睡眠時に全般性の棘波群発または速波律動があれば，「レンノックス・ガストー症候群」の可能性が高いと考えられます。ただ「レンノックス・ガストー症候群」でも側頭部の焦点性棘波が目立つ症例もあります。逆に「前頭葉てんかん」でも全般性棘徐波が頻回に出現する症例もあり，脳波だけでは鑑別困難なことがあります。

3章 てんかんの鑑別診断と分類診断

ドラベ症候群はさらに稀

乳児期発症または病歴不明で，やせていて（顔も手足も細い。筋肉がない），歩行が不安定で（車椅子のことも多い），発作型が強直間代発作か半身痙攣のみで，今も発作が月に数回から十数回あれば，ドラベ症候群の可能性があります。「レンノックス・ガストー症候群」よりさらに稀ですが，PHT，CBZ，LTG では発作が悪化する危険があるので要注意です。

以上の鑑別診断の要点をまとめると表のようになります。特に知的障害の有無と発症年齢が重要です。

表 鑑別診断のまとめ

	症候性部分てんかん	特発性全般てんかん	レンノックス症候群
知的障害	＋－	－	＋
発症年齢	不定	30 歳未満	10 歳未満
ミオクロニー発作	－	＋－	＋－
単純部分発作	＋－	－	－
複雑部分発作	＋－	－	＋－
転倒発作	＋－	－	＋

てんかんの診断に必要な検査

ポイント

- ☑ 発作症状より脳波検査を優先すると誤診が多くなるので脳波はあくまで参考と考えるべきである
- ☑ てんかんでも脳波に異常の出ないことは多く，逆にてんかんではないが脳波に異常の見られることもある
- ☑ ほとんどの症例では十分な問診をすれば脳波検査の前に診断がつく
- ☑ 画像検査でてんかんか否かの診断はできず，脳腫瘍の除外，てんかんであった場合の原因検索が目的である
- ☑ 画像検査の読影は他科の医師に任せれば十分である

A. 脳波検査

　脳波を読む自信がないのでてんかんの診療は苦手だという方は多いと思います。確かに脳波を正確に読めるようになるには一定の訓練が必要です。しかし実際の臨床では完璧に脳波を判読できなくてもそれほど困ることはありません。代表的な脳波が分かればそれで十分です。てんかんの診断には発作症状の把握の方がはるかに重要で，脳波所見はあくまで参考です。脳波を見て，気になるところがあれば，もう一度発作症状を詳しく聞き直すことです。脳波所見を発作症状より優先して診断を下すと必ず誤診が増えます。脳波の読み過ぎは見落としより害が大きいと言われていますので，脳波を読むのが苦手でもてんかん診療に大きな支障はありません。

てんかんでも脳波に異常が出るとは限らない

　てんかんと最終的に診断される患者さんでも，初回の脳波検査でてんかん性異常波が検出されるのは半数に満たないと言われています。数回脳波検査を繰り返しても異常が確認されるのは7割止まりです。残りの患者さんは脳波所見を参考にせず診断を下していることになります。

てんかんでなくても脳波異常が出ることもある

　一般人口で脳波異常の見られる人は5％あり，明らかなてんかん性異常波も1％に見られると言われています。すなわち脳波だけでてんかんの診断を下すという方法を取ると，てんかんでない人をてんかんと診断してしまう危険があります。

脳波所見を見る前にほとんどの例ではてんかんの診断可能

　初診の患者さんを診る場合，通常問診が先で脳波検査は後になると思います。てんかんかどうか簡単に診断が下せる症例は，問診を少し取っただけでてんかんと分かります。それほど簡単ではなくても時間をかけて問診をすれば，かなりの例でてんかんか否かの診断ははっきりします。ここでも重要なことは本人と目撃者の両方から問診を取ることです。明らかなてんかん発作の存在が確認された場合，脳波検査で異常があるかどうかは問題ではありません。

問診でてんかんかどうか診断がつかない場合脳波は有効か

　てんかんか否か簡単には診断を下せない症例について，脳波で明らかなてんかん性異常波が出た時は，脳波所見から考えられる発作症状を聞き落としていないか，再度問診を行います。それでも発作症状がはっきりしなければ，てんかんという診断を下してはいけません。診断を保留してその後の経過をみることになります。脳波が正常だった時はそれ以上何もできることはありません。やはり診断は保留して，その後の経過をみることになります。つまり脳波にてんかん性異常波が出た場合に，ある程度的を絞って問診を取り直すことには役に立ちますが，異常波がなかった場合には何とも言えないということです。

問診上てんかんではないと考えられた場合脳波は必要か

　問診から明らかにてんかんではないと診断した場合，脳波検査を取る必要はあまりありません。脳波で異常が出る確率は低く，たとえ脳波検査でてんかん性異常波が出たとしても，問題となっている症状についての診断は変更する必要はありません。稀に本人も家族もあまり気にしていないてんかん発作（単純部分発作やミオクロニー発作）を持っていることが明らかになる場合もありますが，多くの場合生活に支障がないので治療対象にはなりません。

　ただし問診をいい加減にしか取っていないと，てんかんではないと思っていたのにてんかん性異常波が見つかることが多くなります。問診の取り方を反省しなければなりません。

　最初は問診を適当に取って，脳波にてんかん性異常波が出たら，詳しく問診を取り直すというやり方は極めて危険です。初回の脳波検査では異常波が出ないてんかん患者が多いという事実を思い出して下さい。このやり方では異常波の出なかったてんかん患者さんをてんかんでないと診断することになってしまいます。てんかんが疑われるすべての患者さんについて脳波検査の前に詳しい問診を取る必要があります。

脳波が読めない時はどうするか

　発作症状がよくわからない場合に，脳波を誰かに読んでもらってその結果でてんかんかどうか判断するのも同じ理由で危険です。もし他の医師に相談するなら発作症状も含めて相談すべきです。川崎医院では他の医療機関から脳波検査のみの依頼は受けないことにしています。必ず診察し詳しい問診をしてその結果を報告しています。脳波所見はほとんど付け足しのような感じで書いているだけです。

脳波を読む自信がなくても自分で見る

　脳波を読む自信がなくても取りあえず自分で見てみましょう。典型的な異常があればそれほど見間違える危険はありません。よく分からないものはよく分からないで結構です。脳波検査の結果はあくまで参考にとどめるという原則を守れば，脳波の読み間違いだけで患者さんを不幸にしてしまうことはありません。まずは全般性の棘徐波と側頭部の棘波だけでも分かれば良いと思います。それ以外の所見に出くわすことは少ないのと，若干の熟練を要することがあります。

側頭部の棘波は少し注意が必要

　単極誘導で見ていると，一側または両側に広く陽性棘波が見られ，側頭部には何も見られないことがあります。これは側頭部に異常がないのではなく，まさに側頭部に異常がある可能性が高い所見です。いわゆる耳朶電極の活性化というものです。これだけは注意しておきましょう（詳しくは脳波の本を読んで下さい）。

B. 画像検査の読影は他科の医師に任せましょう

　画像検査の目的は脳腫瘍を見逃さないことと，発作症状と対応のある病変の有無を確認することです。前者は特に初発の時には重要です。脳腫瘍を見逃して手遅れになると命に関わります。病変のないてんかんで死ぬことは滅多にありませんから，脳腫瘍の見落としだけはしてはいけません。要は初発の患者さんを診た時はどこかの病院でMRI検査をしてもらえば良いのです。おそらく精神科医が自分で読むより脳神経外科か放射線科の医師に任せた方が見落としが少ないと思います。

　注意点ですが，脳波と同じく異常があってもてんかんかどうかは分かりません。発作症状と脳病変の部位に対応があれば原因である可能性は高くなりますが，そもそも発作症状がはっきりしない場合にはてんかんとは診断できません。なんとなくてんかんを疑って，はっきりしないのでMRI検査をして，病変があったからてんかんだと診断してはいけません。よくあるものはくも膜囊胞で，側頭葉てんかんの患者で側頭葉に見つかっても通常は関係ありません。

MEMO

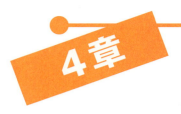

薬物治療

　てんかんの治療には薬物療法のほか脳外科手術，食事療法などもありますが，やはり薬が主流です。残念ながら現在てんかんを治す薬はなく，抗てんかん薬はてんかん発作を止めるための薬です。したがって毎日の服用を長期間続けなければなりません。ただ薬を飲んで 2 〜 5 年発作がなければ，薬を減量中止できる人がいるのも事実です。薬をやめた時の再発率は，小児で約 20％，成人で約 40％とされています。

4章 薬物治療

治療の開始

ポイント

- ☑ 治療の開始にあたっては患者・家族に発作の危険と薬の副作用を十分説明し，よく話し合って決定する
- ☑ 通常は生活に支障のある発作が2回以上出現してから投薬を開始する
- ☑ 「てんかん大発作」1回だけでは通常治療を開始しないが，複雑部分発作の有無を確認する必要がある
- ☑ 2回目の発作で治療開始しても，3回目または4回目の発作で治療を開始しても，発作が最終的に消失する確率は変わらないので，発作が2回以上起こっても無投薬で経過観察するという選択肢はある

　抗てんかん薬をいつ開始するか，最終的に決定するのは本人か家族です。医師はあくまで治療の助言者で，決定するための十分な情報を示すのが役割です。副作用の比較的少ない新薬が登場していますが，100％安全な薬は残念ながらありません。どんな薬でも死亡したり，重篤な後遺症が残ったりする可能性は，わずかながらあります。副作用を引き受けるのは患者さん自身で医師ではないことを考えれば，服薬するか否かの決定権は患者・家族にあるのは当然と言えます。

　てんかん発作があることにより，どの程度日常生活に支障があるか，どの程度本人が気にしているか，自動車の運転が必要か，服薬による副作用をどの程度心配しているか，などは，患者さんの年齢，性別，職業などの生活状況，地理的条件，性格，生育歴等により変わってきます。もちろん転倒する発作はほぼ全ての人において支障が大きいので，治療を希望しない人はいませんが，それ以外の発作はたとえ意識がなくなる発作でも本人が治療を希望するとは限りません。このことを良く理解した上で，未治療の患者さんには対応することが必要です。

A. 通常は2回目の発作から治療を開始

　教科書的には1回目の発作では治療を開始するかどうか慎重に検討し，2回目の発作では通常治療を開始することになっています。

　ただこれについては発作型が何かと言うことは言及されていません。そもそも1回の発作で医療機関を受診するのは強直間代発作か二次性全般化発作のいずれかです。複雑部分発作1回で受診することはまずありません。ミオクロニー発作や単純部分発作だけでは1回どころか何回あっても受診することはないと思います。従ってこの原則は「てんかん大発作」についてのみ通用するものです。

抗てんかん薬は治す薬ではないのに，てんかんが治る人がいるのはなぜですか。

一つの仮説はてんかんの患者さんの半数程度は自然に治癒するのではないかというものです。薬物が手に入りにくい発展途上国で自然に発作が消失した人が約半数見られたという調査があります。先進国のデータでは，抗てんかん薬を投与すると7割の人で発作が止まり，そのうち約7割の人では薬を中止しても再発しないと言われています。と言うことは約半数の人で最終的に抗てんかん薬なしで発作のない状態になることになり，発展途上国の調査と一致します。自然経過に影響を与えていないのであれば，「抗てんかん薬にはてんかんを治す効果はない」ということと矛盾しません。自然に治癒する人に対しては，発作が活発に起こる時期にその発作を抑える効果だけを持っていることになります。実際には発作が止まっても抗てんかん薬を中止しないで飲み続ける人が成人では多いので，半数の人が抗てんかん薬を中止している訳ではありませんが，面白い仮説と思います。小児の方が抗てんかん薬中止時の再発が少ないのは，てんかんの人の一部は発達段階のある一時期に発作が起きやすくなるだけで，さらに脳が発達を続けると発作を起こしにくくなるからと考えることもできます。その点大人の脳はそれ以上成長しませんのでなかなか治ることがないと考えても良いのかもしれません。

B. 「てんかん大発作」1回で治療を開始するかどうか

「てんかん大発作」1回でも治療を開始することはあるのですか。

脳波異常やMRIの異常，知的障害や頭部外傷または脳炎などの既往があれば，たとえ1回の発作でも再発率は高いので治療を開始することは十分考えられます。ただ1回の発作で自信を持って再発率が高いと言い切るのはかなり専門的知識が必要となります。これは専門医に任せて，精神科医が判断するのはやめた方がよいかもしれません。

重要なことはその発作が本当に「初回の発作」かどうか確認することです。「てんかん大発作」は初めてでも，ミオクロニー発作や単純部分発作，複雑部分発作はすでに何度も出現していることがあります。特に複雑部分発作は生活の支障が大きいので見落とさないようにしましょう。

C. 「てんかん大発作」が2回起こった場合

「てんかん大発作」が2回起こった時は必ず治療を開始するのですか。

明らかに2回発作が起こった場合は3回目の発作が起こる確率が80％程度に上がりますので，通常は治療の対象となります。しかしこれも絶対ではありません。発作が最終的に止まるかどうかは何回目の発作で投薬を開始してもあまり変わりません。薬の副作用が心配で服薬に消極的な方はたくさんいます。投薬開始による利益と不利益，無投薬を続けることによる利益と不利益を説明した上で本人・家族に決定してもらうのが良いと思います。

D. 複雑部分発作の場合

複雑部分発作が1回で治療開始するのですか。

複雑部分発作が主症状の場合，1回で受診することはまずありません。本人も周囲の人も1回だけの発作では病気とは思わないからです。従って複雑部分発作の場合は，数回以上発作を起こしてから受診することがほとんどです。複雑部分発作を数回以上起こした人は無投薬では通常発作が繰り返されます。従ってんかんと診断がついた時点で無投薬を選択する人はあまりいません。もし無投薬を選択する場合，自動車運転はいつまでたってもできないことは伝えておく必要があります。自動車運転が必要なく，日常生活でそれほど困っていなければ，無投薬もあり得ると思います。

E. 意識のある発作の場合

意識のある発作だけの場合，治療は開始するのですか，しないのですか？

ミオクロニー発作や自覚症状を示す単純部分発作だけの人はあまり医療機関を受診しません。ただし失語発作や四肢の痙攣を伴う場合は，日常生活上支障があることが多いので医療機関を受診されます。これらの発作はてんかんと診断がつくまでにかなりの期間を要することもありますが，てん

かん発作であると分かれば，ほとんどの場合患者さんは治療を希望されます。他の理由で医療機関を受診し偶然に発作が見つかった場合は，日常生活で困らないため治療を希望されないことも多く，一応抗てんかん薬の説明はしますが，無投薬で経過観察となる場合がほとんどです。

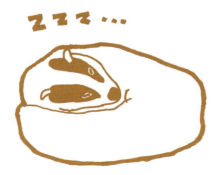

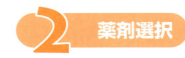

ポイント
- ☑ てんかん症候群，発作型に合った薬剤を選択するのが昔からの原則
- ☑ 新しい薬の登場で副作用や相互作用の少ない薬を選択することが可能になった
- ☑ 薬の値段も選択基準の一つ

　患者・家族との話し合いで，薬物療法を始めることに決めたら，次はどの薬を使うかとどのような使い方をするかを決めなければなりません。薬物療法を行う時に重要なことは，薬剤選択と薬剤の使い方です。ほとんどの疾患で薬剤投与が行われますが，抗てんかん薬には抗てんかん薬なりの原則があります。

　薬剤の選択については，**「てんかん症候群，発作型に合った薬を使う」**

　使い方については，**「単剤投与から開始し，単剤投与が無効であれば初めて多剤とする」**

というものです。まずは薬剤選択についてもう少し詳しく見ていきましょう。

A. 新薬の登場で薬剤選択の幅が拡がる

　1989年のゾニサミド（ZNS）発売までは精神科医の処方する主な抗てんかん薬はフェニトイン（PHT），カルバマゼピン（CBZ），フェノバルビタール（PB），バルプロ酸ナトリウム（VPA）の4種類だけでした。側頭葉てんかんに対する精神病の問題もあり，精神科医の間ではZNSはそれほど使用されず，2000年発売のクロバザム（CLB）はさらに注目度が低く，選択の幅はあまり拡がりませんでした。その後2006年のガバペンチン（GBP）を皮切りに，トピラマート（TPM），ラモトリギン（LTG），レベチラセタム（LEV）などの新規抗てんかん薬が次々と発売されました。特にLTGとLEVは症候性部分てんかんに対する単剤投与の適応があることから，最初に投与する薬剤の選択肢が増えました。その後に発売のスチリペントール（STP）とルフィナミド（RFN）はかなり特殊な薬ですが，2016年に発売のペランパネル（PER）とラコサミド（LCM）は症候性部分てんかんに適応がありますので，精神科医が使う可能性が十分にある薬です。

　薬剤の種類が少ない時は，症候性部分てんかんにはCBZかPHT，特発性全般てんかんにはVPA，いずれの場合でも全身痙攣が止まらなければPB追加ということしか考えにくかったため，てんかん症候群，てんかん発作による薬剤選択しか方法はありませんでした。しかし現在のように選択肢が増えると，同じてんかん症候群でもいくつかの薬剤が候補になります。その結果副作用，相互作用，薬の値段など

で選択することが可能になりました。

てんかん症候群，てんかん発作による薬剤選択についてはあとで詳しく述べます。その前に副作用，相互作用，薬の値段による薬剤選択について簡単に触れておきましょう。

B. 副作用による選択

あらゆる抗てんかん薬には副作用の可能性があり，新規抗てんかん薬も例外ではありません。また旧来薬と比較して新規抗てんかん薬は副作用が少ないかと言われるとそうとも限りません。しかし副作用が出た場合に，発作が止まっているから我慢して服用を続けるのではなく，別の薬に変更するという選択肢が出てきました。また初めの選択の段階で皮膚が弱い人，もともとイライラしやすい人はその副作用がない薬を選ぶことも可能になりました。

C. 相互作用による選択

旧来の抗てんかん薬の問題として相互作用が多いことがありました。特に PHT，CBZ，PB は抗てんかん薬にもそれ以外の多くの薬とも相互作用があります（ZNS は比較的相互作用のない薬です）。新薬では GBP，LEV はほとんど相互作用がなく，LTG も抗てんかん薬以外とはほとんど相互作用がありません。したがって現在他の疾患で服用している薬がある人でも相互作用のない薬を選択することが可能となりました。また現在は合併症がなくても将来何か薬を服用する必要が出てくることは十分に考えられます。この時のために初めから相互作用のない薬を選ぶ方が安心かも知れません。

D. 薬の値段による選択

問題は新薬の値段がかなり高いことです。自立支援医療の制度を利用すると 3 割負担が 1 割負担に安くなりますのでまずはこれを勧めてみることです。しかし人によっては様々な理由からこの制度を利用しにくいことがあります。人口の少ない市町村の場合，役所の窓口に知り合いがいるため手続きをしにくいと言われる方があります。その場合新薬はかなり負担が大きくなります。ZNS，VPA，CLB あたりは比較的副作用が少なく，値段も安いので，そのような方には試してみる価値はあると思います。

なお TPM については 2016 年 12 月に後発品が発売になりました。今後他の新薬にも後発品が発売されれば値段の問題は少し改善されると思います。

4章 薬物治療

 てんかん症候群分類，発作型に合った薬とは

ポイント
- ☑ 「症候性部分てんかん」にはほとんどの薬が有効
- ☑ 「特発性全般てんかん」にはVPAがすべての発作型に対し最も有効
- ☑ 強直間代発作には多くの薬が有効
- ☑ ミオクロニー発作や欠神発作に有効な薬は少なく，悪化させる薬も多い
- ☑ 「レンノックス・ガストー症候群」にはVPAと他の薬剤を併用
- ☑ 分類診断が不明の時は広い範囲に有効な薬剤を用いる

　薬剤選択を考える時に，てんかん症候群とてんかん発作のどちらを優先したら良いでしょうか。以前はてんかん症候群ではなく，発作型別の有効薬剤が示されていましたが，最近はてんかん症候群による薬の選択というのもよく見かけます。実を言うと精神科医がよく診る「症候性部分てんかん」ではどっちでも構いません。少し考える必要があるのは全般てんかんの場合です。なぜかというと「症候性部分てんかん」の場合，薬の効果は下位分類のいずれでも大きな差がなく，発作型によっても大きな差がないのです。つまり「症候性部分てんかん」とさえ診断がつけば，発作焦点がどこにあっても，発作型が単純部分発作でも複雑部分発作でも二次性全般化発作でも有効な薬剤はほぼ同じです。

　これに対し全般てんかんの場合は「特発性全般てんかん」と「潜因性/症候性全般てんかん（てんかん性脳症）」で治療の方法がかなり異なります。また発作型により有効な薬剤も異なってきますので，てんかん症候群とてんかん発作の両方を考えに入れて薬剤選択を行う必要があります。

A.「症候性部分てんかん」主な薬のほとんどが効果あり

　結論から言えば，主な薬のほとんどが「症候性部分てんかん」に効果があります。発作の焦点部位や発作型（単純部分発作，複雑部分発作，二次性全般化発作のいずれか）による効果の違いはほとんどありません。例外としてはPHT，ZNS，TPMは他の薬剤に比べて前頭葉てんかんに効きやすい印象があります。またPBは二次性全般化発作にはよく効きますが，他の発作型には効果が弱いといわれています。

　症候性部分てんかんに効果がある薬剤としては，CBZ，PHT，ZNS，PB，CLB，GBP，TPM，LTG，LEV，VPAなどがあります。2016年に発売になったPER，LCMも効果があります。効果はほとんど同じですが，GBPとVPAはやや効果が弱く，CLB，GBP，TPM，PERは単剤投与の保険適用がありません。

82

「症候性部分てんかん」に使えないのは，欠神発作と脱力発作にしか効果がない ESM と，レンノックス・ガストー症候群にしか適応がない RFN，ドラベ症候群にしか適応がない STP だけです。おそらくあまり耳にしない薬だと思いますので忘れてもらって構いません。

B. 「特発性全般てんかん」VPA は万能 他の薬剤は一部にのみ有効

発作型（欠神発作，ミオクロニー発作，強直間代発作のいずれか）によって効果のある薬剤は異なります。多くの薬は一部の発作型にしか効果がなく，他の発作型には無効か，時には悪化させることがあるので要注意です。

VPA はすべての発作型に十分な効果がある唯一の薬剤です。

LTG は欠神発作と強直間代発作に効果があり，LEV はミオクロニー発作と強直間代発作に効果があります。この三つを知っておけば十分と思います。

欠神発作には ESM は特異的に効果があります。ただし ESM はミオクロニー発作には無効で強直間代発作に対しては悪化させることもあります。PHT，CBZ は欠神発作を悪化させることがあります。

ミオクロニー発作には，CZP も効果があると言われています。

強直間代発作にはほとんどの「症候性部分てんかん」に有効な薬も効果があります。

ただし LTG，CBZ，GBP などはミオクロニー発作を悪化させる危険があるので注意する必要があります。

C. てんかん性脳症（主としてレンノックス・ガストー症候群）VPA と他の薬剤を併用

各症候群によりかなり治療法が異なりますが，精神科医が診るのはレンノックス・ガストー症候群くらいです。

成人患者の場合，主な発作型は強直発作です。投薬は VPA ＋症候性部分てんかんに使う薬剤の併用となります。PHT か CBZ のどちらか一方はほとんどの症例で使われます。特に発作の多い人では PHT が選択されています。それに加えて LTG，TPM，ZNS，CLB などが使われます。LEV はそれほど有効ではありません。PB は強直間代発作を持つ症例に，15mg 程度でよく使います。PB は増量すると眠気のため強直発作が増加しますので注意が必要です。

分類診断が不明の時はどうするか

分類診断が不明で一番困るのはいわゆる「てんかん大発作」を持つ症例です。ただ上で見たように「症候性部分てんかん」に効果のある薬と「強直間代発作」に効

果のある薬剤はほぼ重なっていますので，問題はありません。比較的広い範囲に効果のある薬剤を選択すれば良いでしょう。昔はこのような場合PBを使っていましたが，今はVPA，ZNS，LTG，LEVなどが候補になると思います。

「てんかん大発作」はなく，意識消失する発作だけであれば通常それは複雑部分発作で，「症候性部分てんかん」のはずです。

知的障害を伴う場合に，前頭葉てんかんの短い部分発作とレンノックス・ガストー症候群の強直発作は区別がつきにくいこともあります。この場合は両方に効果のあるZNS，LTG，TPM，PHTなどが候補になります。

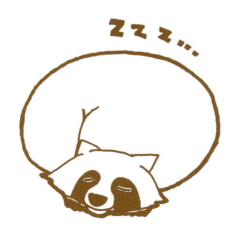

薬の投与方法の原則

> **ポイント**
> - ☑ 単剤投与から開始し，単剤投与が無効であれば多剤とする
> - ☑ 少量から開始し，発作が止まるか副作用が出るまで増量する
> - ☑ 投与量の上限は，血中濃度が上限に達するか，添付文書上の上限量

　疾患毎に薬剤の投与方法は大きく異なります。自己免疫疾患に対するステロイドのように，十分量で開始しゆっくり減量するもの，抗結核薬のように多剤併用で開始するものなど様々です。

　抗てんかん薬の使用方法の原則は先ほども述べたように**「単剤投与から開始し，単剤投与が無効であれば初めて多剤とする」**というものです。さらに詳しく言うと**「少量から開始して漸増する」**というのが原則です。

　まず単剤投与の理由です。てんかん発作消失例の多くは単剤投与で，多剤投与が単剤投与と比較して有効という証拠はないという有効性に関わる理由が一つ。もう一つは，有効性，副作用とも単剤の方が判断しやすく，相互作用を考慮する必要がないことです。

　少量から開始して漸増する理由は，多くの薬剤で見られる副作用には用量依存性があることと，多くの薬剤で少量からゆっくり増量することで副作用の発現率が下がると言われているからです。

　用量依存性のある副作用は，めまい・ふらつき，眠気などほとんどの抗てんかん薬でみられるものが有名ですが，催奇性も多くの抗てんかん薬で用量依存性があると言われています。また LTG で出現する発疹は開始用量を少なくする方が発現頻度を低くできると言われています。

A. 薬の増量法の原則

　薬を増量するかどうかの判断に関わる要素は三つあります。発作，副作用，至適血中濃度または認められている最高用量です。簡単に言うと発作が止まるか，副作用が出るまで徐々に増量します。ただし至適血中濃度の上限または保険で認められる最高用量を上限の目安とします。

B. 発作が止まるまで増量

　発作については，発作が止まった時点で増量を止めます。すなわち増量後次の来

4 章 薬物治療

院まで発作がなければ，同じ量で経過を見ます。ダメ押しは通常しません。これは抗てんかん薬投与があくまで対症療法で，根本治療ではないからです。発作が止まる量を超えて使うとてんかんが治るのであれば，増やす意味はあるのでしょうが，対症療法である以上症状がなくなればそれ以上増量する意味はありません。

C. 副作用が出た場合

　重篤な副作用が出た場合は，直ちに中止するしかありませんが，日常診療で迷うのは軽い副作用が出た時です。例えば軽い眠気ですが，多くの抗てんかん薬では服用初期に出やすく，そのままの投与量を継続すると徐々に軽くなる場合がありますので，直ちにやめないで少し経過を見た方が良いと思います。発疹，肝機能障害，白血球減少など抗てんかん薬でしばしば見られ，軽度であまり悪化しないこともあれば，重篤になることも多い副作用が一番判断に迷うところです。重篤になるのはほとんどの症例で投与開始から3ヵ月以内のことが多いので，この時期に出現した場合は注意深く観察する必要があります。

　詳しくは薬の副作用のところで述べます。

　どの程度の副作用で中止するかは，以前と少し変わってきていると思います。発作は良くなったものの少し副作用が出た時ですが，以前は抗てんかん薬の種類が少なかったため，多少副作用を我慢してもらいながら投与を継続せざるを得ませんでした。今は代わりとなる抗てんかん薬はいくつもありますので，無理に副作用を我慢せず，別の薬で副作用なく発作が止まることを目指すことが可能となりました。その分患者さんの副作用の有無をしっかり聞き出す必要があります。

5 実際の臨床場面での薬の投与方法1　現在の発作状況を三つに分類

ポイント

- ☑ 最初の薬で発作が消失しなかった場合，2番目の薬に置き換えるか，追加投与にするか，どちらが良いかは分かっていない
- ☑ 難治てんかんに対し新しい薬を投与する場合，入れ替えるのか，どの程度有効なら継続するのかについて決まった基準はない
- ☑ 「開始した薬を継続するかどうか」と「今後投薬調整を行う必要があるのか」の二つを分けて考えると判断がしやすくなる
- ☑ 「開始した薬を継続するかどうか」は投与前後の状態を比較して考える
- ☑ 現在の発作状況は「発作なし」「発作あり・生活に支障なし」「発作あり・生活に支障あり」の三つに分類する
- ☑ 「発作なし」なら今以上の治療は必要なし
- ☑ 「発作あり・生活に支障なし」なら十分に話合う必要がある
- ☑ 「発作あり・生活に支障あり」なら次の治療法を検討する

A. 教科書的には，最初の薬の効果判定は「発作消失」と「発作持続」の2分法

　薬の有効性は通常「有効」と「無効」に分けますが，最初の薬の有効性は「発作消失」を「有効」，「発作持続」を「無効」として二つに分けて考えることが多いと思います。新規発症の場合は「発作消失」を目指すことが重要で，「発作持続」であれば次の治療法を考えるべきとされます。最初の薬が「無効」であった場合（すなわち最初の薬で発作消失しなかった場合）次の治療法としては，2番目の単剤をするか，2番目の薬の追加投与にするか，どちらが良いか議論があります。以前は2番目の単剤を行って，さらに無効なら3番目の単剤を行い，それでも無効なら2剤併用にするとされていました。しかし現実の投与法とは少しずれていました。

　この方法は全般てんかんには当てはまらず，症候性部分てんかんを念頭にしています。全般てんかんに効果があるのは圧倒的にVPAですから，VPA単剤で発作が止まらなくてもVPAを中止して他の薬に変更することはありません。必ずVPAに他の薬を併用します。症候性部分てんかんについてはCBZとPHTが併用しにくいため，どちらかの単剤を試して無効であれば2番目の単剤にしていました。しかし3番目に単剤で試みるほど有効な薬は存在しませんでした。

　最近は薬の選択肢が増えましたので，今なら3番目の単剤療法も，場合によっては4番目の単剤療法も可能となりました。しかし実際には早めの併用療法の方が増えつつあります。これは最近の薬には相互作用の少ないものが多く，併用しやすい

ことが大きな要因です。

　先ほど2番目の薬は単剤で使うのか，併用するのかが議論になっているといいました。両者は効果，副作用の面ではほぼ同等です。つまりはどちらが良いのか明確な答えはありません。ではどうやって決めたら良いのでしょう。教科書にその方法はあまり書いていません。

　次に難治てんかんの薬物治療ですが，難治てんかんに対して薬を追加する場合は50％以上発作が減少すれば「有効」，それ以外を「無効」とし，「有効」のなかでも完全に消失した場合は「消失」としていることが多いと思います。**つまり新規発症の時とは基準が異なります。**追加投与についてはその後薬をどうしたらよいかは本にあまり書いてありません。つまり50％以上発作が減らなければその薬は中止するのかどうか，発作消失まで新たに薬は試し続けるのか，などについては明確な基準がないのが現状です。

　薬の投与方法について現実には様々な状況が考えられ，その都度どうすれば良いのか迷いながら薬を選択しています。私の経験をもとにあらゆる場面を想定して薬の投与方法を解説することも出来ないことはありませんが，おそらくかなりの分量になると思います。実際に私が臨床場面で行っていることは，膨大な経験に照らし合わせているのではなく，いくつかの原則を組み合わせているにすぎません。次からはそれを説明していきます。

B.「開始した薬を継続するかどうか」と「今後投薬調整を行う必要があるのか」の二つを分けて考える

　先ほど最初の薬が「無効」であった場合（すなわち最初の薬で発作消失しなかった場合）次の治療法としては，2番目の単剤をするか，2番目の薬の追加投与にするか，どちらが良いか議論がある，という話をしました。まずはこれを例に考えてみます。

　2番目の単剤か，2番目の薬の追加かという議論は，後で振り返っての検討です。実際の臨床場面ではどうなっているでしょう。

　最初の薬で重篤な副作用が出現した場合すぐに中止しています。重篤ではなくても患者さんにとって不快な副作用が続いているか，全く効果がなかった場合も「この薬は中止しよう」と考えているはずです。

　副作用がなく少し発作が減った場合は最初の薬を継続しているはずです。

　そしてその時点で発作による生活への支障があれば次の手を打とうと考えるはずです。

　つまり「開始した薬を継続するかどうか」と「今後投薬調整を行う必要があるの

か」は頭の中で区別して考えています。

「開始した薬を投与継続するかどうか」はその薬がある程度有用であったかどうかで判断します。つまり開始した薬の投与前と投与後の状態の比較によって判断する必要があります。

これに対し「今後投薬調整を行う必要があるのか」というのは，どの段階であれ，発作の程度頻度がどの程度生活の支障になっているかという現在の発作状況によって判断する必要があります。

最初の薬ではこの二つはほとんど同じようなのですが，2番目以降の薬では異なってきます。この二つを厳密に分けて考えると薬の投与方法をもう少し分かりやすく，統一して考えることが可能になると思います。

C. 「開始した薬を継続するかどうか」は投薬前後の状態を比較

ある薬の投与を継続するのは，投薬前に比較して全体に改善された場合です。不変か悪化ならば中止します。増量中で副作用もないが効果もない場合は通常増量を続けます。投与量の上限まで達しても不変なら無効と判断し中止していきます。

この場合発作の頻度だけでなく，長さ強さを比較することも重要です。副作用の程度も併せて考えます。たとえ発作が止まっても重い副作用が出た場合は，全体としては悪化と考え中止することになります。

発作の改善は見られたが多少副作用も出た場合，全体に改善と見るかどうかは様々です。患者または家族の意見も聞きながら判断する必要があります。

D. 現在の発作状況は「発作なし」「発作あり・生活に支障なし」「発作あり・生活に支障あり」の三つに分類する

「今後投薬調整を行う必要があるのか」は現在の状態によって考えるべきです。

「発作なし」「発作あり」の2段階ではなぜいけないかですが，「発作あり」でも日常生活で困っていなければ患者さんはそれ以上の投薬調整を望まないことが多いからです。ただし日常生活に支障があるかないかは患者さんの話を良く聞かないとわかりません。

「発作あり・生活に支障なし」の具体例ですが，単純部分発作やミオクロニー発作のみの場合や，発作が睡眠中に限られる場合などです。人によっては，複雑部分発作があっても「生活に支障がないので薬はこのままで良い」と言うこともあります。ただしこれらは一人一人の生活状況によって変わります。どうしても自動車運転が必要な人にとっては，運転に支障のある発作の完全消失が必要です。たとえ10秒でも意識が消失する発作は生活に支障があります。運転は必要ない人であれ

ば，短い意識消失はあまり気にしません。職場の理解もあり普通に働いている人は，意識消失があっても，動作停止のみで転倒することがなければ，「生活に支障なし」ということは多いのです。患者さんや家族と十分に話をしないとこのあたりの判断はできません。

　では「発作あり・生活に支障なし」は「発作なし」と同じではないか，と思われるかもしれません。これ以上薬を増やさないことでは同じですが，発作がある人は薬を減らすことは危険です。両者は厳密に分けて考える必要があります。

「発作なし」なら今以上の治療は必要なし

　「発作なし」の場合はこれ以上の増量や薬の追加は必要ありません。薬の漸減中止も選択肢に入ってきます。ただし軽い発作を見落として「発作なし」と思い込んでいることも時々ありますので注意が必要です。この場合薬を漸減中止すると大きな発作が再発する危険が非常に高いと考えられます。

「発作あり・生活に支障なし」は十分な話し合いが必要

　次の「発作あり・生活に支障なし」の場合，主治医と患者さんの考えが一致しないことが良くありますので，十分に話し合う必要があります。主治医は「発作の完全消失」を目指してさらに次の治療法に進みたいと考えがちです。患者さんは薬を増やしたくない人もいれば，完全に発作を止めたい人もいます。薬を増やしたくないという理由で薬このままを選択した場合，薬の減量や中止は危険であることをしっかり伝える必要があります。発作が軽くなると勝手に薬を減らす患者さんもいるからです。

「発作あり・生活に支障あり」は次の治療法を検討

　生活に支障がある発作が続いていれば当然次の治療法を試します。通常は投薬調整を継続しますが，2〜3剤試してもこの段階であれば，診断の見直しや手術も考慮することになります。

症例11　結婚後「発作が消失した」　60代女性

　紹介状によれば，「15歳全身痙攣で発症。抗てんかん薬開始。30歳で結婚。その後は発作なし。投薬はCBZ200mg＋PB150mg。長年発作はなく，薬はそのままになっている」とありました。

　本人と夫に紹介状の内容を確認。二人とも「結婚後発作はない」と答える。

　夫に発作の目撃について確認。全身痙攣はもちろん，短時間意識消失するような症状も一度も目撃したことはないとのこと。

本人に全身痙攣する発作の直前に前兆はあったか質問。20歳頃から，30秒位「気持ち悪くなる」症状があったと答える。「気持ち悪くなる」症状は結婚後も残っていて，現在は月1回程度出現する。20歳頃からは「気持ち悪くなる」ことに続いて「一瞬意識が途切れる」症状も出現し，現在は年2回程度見られることが判明した。またこの意識消失は仕事中に出現することがほとんどで，夫の前でなったことは一度もない。さらにこれらの症状を「発作」とは思っていなかったので，医師に話したことはないという。
　再度夫に短い意識消失する症状の有無を確認したが，やはり目撃はしていない，とのことであった。
　単純部分発作と複雑部分発作は現在も見られるが，これはてんかん発作とは認識されていなかった。発作が軽いため本人も夫も薬の調整は希望せず，当院でもそのままの投薬を継続している。

> ☆現在の発作状況は三つに分類する
> 　「発作なし」なら今以上の治療は必要なし
> 　「発作あり・生活に支障なし」は十分な話し合いが必要
> 　「発作あり・生活に支障あり」は次の治療法を検討

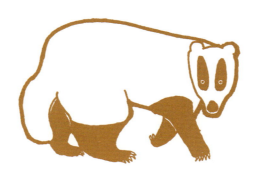

実際の臨床場面での薬の投与方法2　三つのステップを繰り返す

ポイント
- ☑ 最初の薬であれ2番目3番目の薬であれ以下の三つの手順を繰り返す
- ☑ 現在の発作状況を見て次の治療法を行う必要があるかどうか判断する
- ☑ 新しく試した薬の継続か中止かの判断は，投与前後で改善したか否かにより決定する
- ☑ 新しい薬を継続する場合，もともと服用していた薬の減量中止を考える

ここからは先ほど説明した原理原則に基づいて様々な状況を考えていきます。

A. 最初の薬を継続するかどうかは「投薬前後の状態を比較」

　てんかんと診断し最初の薬を始めた場合を考えてみましょう。この薬を継続するかどうかは発作が止まったかどうかではなく，薬を始める前と比較して改善したかどうかで決めます。全く改善が見られないまたは副作用が強い場合は不変または悪化ですので中止します。副作用がないか軽く，発作が改善または消失であればこの薬は継続します。

B. 次の治療法を行うかどうかは「現在の発作状況」を見て決める

　最初の薬の継続中止に関わらず，現在の発作状況により「発作なし」なら2番目の薬は使用せず，「発作あり・生活に支障あり」なら2番目の薬を開始，「発作あり・生活に支障なし」なら話し合いで2番目の薬を使うかどうか決定します。
　ここで注意してほしいのは**2番目の薬を開始するかどうかの判断は，最初の薬を継続するかどうかとは独立して行う**ということです。
　2番目の薬を開始する場合，1番目の薬が中止されていれば，2番目の薬の単剤治療になり，1番目の薬が継続されていれば，2剤併用療法になります。単剤投与か2剤投与かという観点での選択は行いません。

C. 2番目の薬を継続するかどうかは「投薬前後の状態を比較」

　これは2番目の薬の投与前と投与後を比較して改善したかどうかで判断します。この場合も「発作消失」か「発作持続」かではありません。最初の薬と同様，全く改善が見られないまたは副作用が強い場合は不変または悪化ですので中止します。

副作用がないか軽く，発作が改善または消失であればこの薬は継続します。

　ただし，2剤併用の場合に眠気，ふらつきなどのどの薬にも見られる副作用が出た場合は，最初の薬を減量してみる方法があります。

1番目の薬も2番目の薬も効いた場合に2剤で継続になりますよね。2番目の薬が非常に良く効いた時は1番目の薬を中止するのはありでしょうか。

ありです。ここで新しい原則を加えましょう。

D．新しい薬を継続する場合，もともと服用していた薬剤の減量中止を考える

　もともと服用していた薬の減量中止は発作が悪化する危険のあることを説明し，同意が得られれば薬を減量し，問題がなければ中止します。しかし減量中止により発作が悪化した場合はもとの2剤に戻ります。中止が出来れば結果的には薬を入れ替えたことになり，この方が薬の種類が増えずに済みます。減量中止の同意が得られるかは患者さんの置かれた状況にもよりますので慎重な対応が必要です。

E．さらに次の治療法を行うかどうかは「現在の発作状況」を見て決める

　2番目の薬の調整が終了し，場合によっては1番目の薬の調整も終了した後，次の治療法を行うかどうかを決定します。

　1番目や2番目の薬の継続中止に関わらず，現在の発作状況により「発作なし」なら3番目の薬は使用せず，「発作あり・生活に支障あり」なら3番目の薬を開始，「発作あり・生活に支障なし」なら話し合いで3番目の薬を使うかどうか決定します。

　ここでも3番目の薬を開始するかどうかの判断は，1番目や2番目の薬を継続するかどうかとは独立して行います。

　この時点で無投薬または単剤療法になっている場合は先ほどの同じことになります。

　この時点で2剤併用の場合，3番目の薬を開始すると3剤併用療法になります。その後3番目の薬を継続することになった時には出来るだけそれまでの薬のいずれかを減量中止し，2剤まで戻すことを考えた方が良いでしょう。ただし難治の場合や，患者さんの生活状況によっては3剤で続行することも起こりえます。

4章 薬物治療

F. その後は同様のことを繰り返す

それ以後の投薬方法は何番目の薬でも同じです。ステップは3段階あります。

> 1. 現在の発作状況を見て次の治療法を行う必要があるかどうか判断する
> 2. 新しく試した薬の継続か中止かの判断は，投与前後で改善したか否かにより決定する
> 3. 新しい薬を継続する場合，もともと服用していた薬の減量中止を考える

これを繰り返します。どこかで「発作なし」または「生活に支障なし」となり，次の治療法の必要がなくなれば，その後は同じ薬の継続となります。

G. 薬の開始も「現在の発作状況」から考えることが可能

上に述べたやり方の利点は無投薬の場合にも当てはめることが出来ることです。脳波にてんかん性異常があっても「発作なし」であれば治療の対象にはなりません。

てんかんであっても単純部分発作のみ，ミオクロニー発作のみで，「生活に支障なし」であれば治療を開始しないという選択肢もあります。1回目や2回目の発作で薬を開始するかどうかは本人家族との相談になります。これはこれから先どの程度生活の支障があるのかはっきりしないからです。明らかに「生活に支障あり」となれば，薬は開始すべきでしょう。

H. 前医から患者を引き継いだ時も「現在の発作状況」が重要

転勤等により他の医師からてんかん患者を引き継ぐことがあると思います。この時も「現在の状況」が三つのうちどこに当てはまるのか考えれば，今後の方針を立てやすくなると思います。「発作なし」とカルテに記載してある時は，軽い発作がないかを再確認します。発作がある場合には「生活に支障なし」か「生活に支障あり」かを判断します。「生活に支障あり」であれば新たな治療法を考えます。

この場合の注意点としては，現在の薬の投与が中途半端になっている可能性を考える必要があります。ある薬は増量の途中かもしれません。別の薬はいつの間にか血中濃度が上昇して，減量する必要がある状態かもしれません。まずは強い副作用が出ていれば原因薬剤の減量を行います。その後に「現在の発作状況」を確認します。「発作なし」または「発作あり・生活に支障なし」であれば，何か薬の減量中止が可能かどうか慎重に検討します。薬の減量中止は危険と判断されれば，投薬調整は行いません。「発作あり・生活に支障あり」であれば，次の治療法を行うこと

になりますが，薬の追加の前に増量する余地のある薬がないかを先に検討します。

I. 特殊な状況：発作頻度の少ない場合の増量方法

　単剤でも追加投与でも新しい薬を使う時には発作が止まるまで増量を試みます。
　月に数回以上の発作頻度があれば，月1回の受診毎に薬の効果が判定できます。
しかし年に2〜3回またはそれ以下の頻度では薬の効果判定がなかなか出来ません。少量から投薬を開始し，発作がある度に薬を増やすという方法は，出来るだけ少ない薬で発作を止めるには良いのですが，最終的に発作が止まるまでかなりの時間を必要とする可能性があります。
　このような場合には，次の発作が出てから増量ではなく，発作がなくても十分に効果があると考えられる量までは増量するという方法もあります。
　2回目の発作で治療を開始し，3回目の発作は絶対に避けたい場合にもこの方法を取ります。

J. 特殊な状況2：新しい薬を追加して副作用が出た場合，元の薬の減量も一つの方法

　すでに抗てんかん薬を服用している状況で新しい薬を追加した時に，眠気やふらつき等の副作用が出現することはよくあります。これらの副作用は多くの抗てんかん薬に見られるもので，単剤では出現しにくく，多剤では出現しやすくなります。したがって新しい薬だけが原因とは限りません。ここで新しい薬を中止するのも一つの方法なのですが，それでは元に戻るだけになってしまいます。元々服用している薬を減量することで副作用が消失または軽減することもありますので，試してみるのも一つの方法です。ただし元々の薬を減量することで発作が悪化することもありますので注意は必要です。

4章 薬物治療

7 薬物血中濃度

ポイント

☑ CBZ，PHT などの有効な量と副作用の出る量が非常に近く，適切な投与量の個人差が大きい薬は薬物血中濃度測定が有用である

☑ 多くの抗てんかん薬で示されている有効血中濃度はあくまで目安にすぎない

☑ 個々の症例において至適血中濃度を決定することが重要

抗てんかん薬を使用するに当たって薬物血中濃度について良く理解しておく必要があります。抗てんかん薬以外にも薬物血中濃度を測定する薬剤が若干ありますが，ほとんどの薬剤について薬物血中濃度を測定することが有用な疾患はてんかんだけです。これについて理解することで薬の使い方が格段に進歩します。

A. 薬の血中濃度とは

抗てんかん薬のなかでも CBZ，PHT などの薬は，てんかん発作に有効な量と副作用の出る量が非常に近いところにあります。また患者さんによって，適切な投与量の個人差が大きいという問題があります。しかし薬物血中濃度を調べると，有効な濃度や副作用の出る濃度はどの患者さんでもかなり一定であることが分かっています。したがって血中濃度を測りながら，投与量を決めることが有用です。特にPHT はわずかな投与量の増減によって，血中濃度が大きく変動するため，血中濃度測定は必須です。

一方，ZNS，GBP，TPM，LEV などの薬剤は有効性や副作用の出現と血中濃度との関係がはっきりしません。したがって血中濃度測定の意味はそれほど大きくないと考えられます。

B. 有効血中濃度はあくまで目安

多くの抗てんかん薬では有効血中濃度が示されています。しかし有効血中濃度はあくまで目安に過ぎないことに留意する必要があります。PHT を例にとると，一般に有効血中濃度は 10 ～ 20μg / ml とされていますが，それ以下で発作が消失する例がある一方で，25 ～ 30μg / ml でようやく発作が消失する例もあります。副作用についても 20μg / ml までに副作用が出現する例もあれば 60μg / ml でも副作用の出ない例もあります（すぐには出ないと言うだけでそのままにしておくと末梢神経障害などが出ますので放置してはいけません）。また同じ血中濃度でも単剤では副

作用は出にくく，多剤では副作用が出やすいという傾向があります。

C. 個々の症例について至適血中濃度を決定することが一番重要

　血中濃度測定の一番重要な意味は，個々の症例についての有効血中濃度を定めることにあります。ある症例で，副作用が最少で発作が消失した時の血中濃度を複数回測定しておきます。これがほぼ一定であれば，その値がその症例の有効血中濃度ということになります。その後に眠気やふらつきなど抗てんかん薬の副作用を疑わせる症状が出現した時に血中濃度を測定します。高くなっていればこの薬の副作用が疑われ，減量により改善する可能性が高いと考えられます。不変であれば，この薬の副作用である可能性は低くなります。また久しぶりの発作が出現した時に血中濃度を測定すれば，飲み忘れや薬の相互作用による濃度の低下が原因かどうかある程度推測が可能となります。

　そのほか相互作用のある薬剤を投与する場合（抗がん剤，抗結核薬など）や，妊娠，体重の増減などにより血中濃度が変化する可能性がある時には血中濃度の測定は重要な意味を持ちます。

血中濃度でどの程度の変動は許されるのでしょう。一定ではないことも多いのですが。

　日常臨床上の注意点として，血中濃度の数値はそれほど正確ではないということを念頭に入れておく必要があります。通常10％程度の測定誤差はよく見られます。薬剤によってはそれ以上大きく変動することもあります。自覚症状，発作，他の検査結果に変化が見られなければ，あまり気にしない方が良いでしょう。

　また服薬から採血までの時間により薬物血中濃度は大きく変動しますので，カルテには最終服薬時刻と採血時刻を記載しておくと役に立ちます。

　いつも一定だった薬物血中濃度が大きく変動していたとします。カルテをよく見ると，いつも午前中の受診で服薬2時間後の採血だった人が，午後に受診し，服薬8時間後の採血になっていた，ということもあります。

　なお，一般に有効血中濃度はトラフ値（服薬前の最低値）で示してあります。通常の外来診療では，服薬せずに受診させるのは危険なので，ピーク時に近い時刻に測定することが多いと思います。この場合血中濃度は高めになり，しばしば有効血中濃度を超えますが，副作用がなければ特に問題はありません。

4章　薬物治療

8　抗てんかん薬の副作用

ポイント

☑ 副作用には，投与初期に見られ投与量や血中濃度に関係しないもの，投与量または血中濃度に関係して出現するもの，長期に服用して出現するものなどに分けられる

☑ 多くの抗てんかん薬に共通する副作用は，眠気，ふらつき，複視，肝機能障害，発疹など

☑ VPAの催奇性や体重増加，PHTの歯肉増殖や多毛，ZNS・TPMの尿路結石など各薬剤に特異的な副作用にも注意

☑ 精神面で比較的安全な薬剤はVPA・CBZ・LTG

薬剤選択について，最近は副作用を考慮することが多いと述べました。従って抗てんかん薬の副作用を知ることは非常に重要です。薬の副作用を全て列挙することは大変なので詳しくは薬の本や添付文書を参照してください。添付文書は薬の使い方を知るにはほとんど役に立ちませんが，重要な副作用については新しい情報が明らかになればその都度改訂されますので，最新のものを参照すると非常に役に立ちます。患者さんが薬の副作用ではないかと質問したときに，それが自分の知らない症状だった場合は添付文書を確認する方が安全です。この本ではよく見られる副作用や重要なものだけを取り上げます。

A.　よくみられる副作用

多くの抗てんかん薬に共通する副作用は，眠気，ふらつき，複視，肝機能障害，発疹などです。特に薬疹を起こしやすい薬はなぜか抗てんかん薬に非常に多いと言われています。薬剤性過敏症候群（DIHS）を起こす薬剤の多くは抗てんかん薬です。またγGTの上昇は抗てんかん薬服用中9割に見られると言われています。ASTやALTの上昇を伴わなければそれほど気にすることはありません。

副作用には，投与初期に見られ投与量や血中濃度に関係しないもの，投与量または血中濃度に関係して出現するもの，長期に服用して出現するものなどに分けられます。

発疹，重症の肝機能障害・血球減少は投与初期に出現しやすく，ふらつき・複視は投与量の増大または血中濃度の上昇に伴って出現しやすくなります。眠気は投与初期に出現する場合と増量に伴って出現する場合があります。

催奇性についてはVPAの高用量（700mg以上）が特に問題です。また生まれて

98

きた子供の IQ が低いことも指摘されています。さらに投与量に関係なく自閉症のリスクが高くなるという研究が出ていますが，本当に投与量に無関係なのかは今後の研究結果を待つ必要があると思います。一般に抗てんかん薬は多剤になると奇形率が上昇し，単剤でも高用量になるほど催奇性が上昇します。ですから若い女性に対しては出来るだけ少ない用量の単剤治療を目指す必要があります。種々の抗てんかん薬のうち LTG，LEV の単剤はかなり安全と言われています。CBZ 単剤も低用量であれば催奇性はそれほど高くありません。PB は以前 VPA の代わりに良く使用されましたが 150mg 以上でかなり催奇性が高くなることが指摘されました。TPM は少し奇形率が高いというデータが出ています。多くの薬剤で催奇性は用量依存性に高くなると指摘されていますので，どの薬剤もできる限り少量で投与する方が良いと考えられます。

単剤で高用量と少量ずつ多剤とではどちらが胎児には安全ですか

難しい質問です。以前は単剤と多剤では多剤の方が危険と思われていました。しかし最近のデータでは多くの薬剤で催奇性は用量依存性であることが示されました。従って単剤でも高用量は避けた方が良いかもしれません。ただ薬剤の種類にもよりますので，個別に考えて行く必要があります。

精神面で使いやすい薬はどれですか。

精神面では CBZ，VPA，LTG が比較的安全です。他の薬剤は精神病やイライラが比較的出現しやすいので注意する必要があります。ただし，交代性精神病は発作が止まればあらゆる薬剤で出現する可能性がありますし，CBZ，VPA，LTG でもイライラが出ることもありますので油断はできません。

精神病が出やすいのは，ZNS，ESM，TPM，PHT などです。PB はうつや多動が出やすく，LEV はイライラが出現しやすいと言われています。

発疹に注意する薬は？

発疹については，CBZ，LTG のほか PHT，PB，ZNS でも出やすく 5〜10% には見られます。多くは中止すると回復しますが，Stevens-Johnson 症候群や薬剤性過敏症症候群（DIHS）のような重篤な発疹も時に出現します。LTG については少量から開始し漸増する方が発疹の出現が少ないため，添付文書で初回投与量，増量法が決められています。必ず添付文書通りまた

はそれより少ない量で開始し，増量も添付文書以下のペースにしなければなりません。

　VPA，LEV，GBP，BZP などは比較的発疹は少なめですが，1％程度には出現します。重篤な発疹も皆無ではありません。投与初期にはある程度の注意が必要です。

体重に関係する薬は？

体重増加は VPA で最もよく見られ，CBZ，GBP でも時に見られます。逆に ZNS，TPM では体重減少がしばしば見られます。

B. そのほかの副作用

　尿路結石は ZNS，TPM，AZA に共通して見られる副作用です。従ってこれらの薬剤は併用しない方が安全です。

　PHT では歯肉増殖，多毛がしばしば出現します。歯肉増殖はブラッシングである程度予防できます。歯科に定期的に通院して歯石の除去などの手入れをするとより効果的です。

　CBZ では白血球減少，低ナトリウム血症，音が半音低く聞こえる，などが見られます。音が半音低く聞こえるのは音楽を仕事または趣味にしている人に取ってはかなり大きな問題です。また他の薬では見られない副作用ですので知っておく方が良いでしょう。

薬の添付文書について

最新の副作用を知るには有用

　新たに重要な副作用が確認された場合には添付文書は改訂され副作用が書き加えられます。ですから最新の添付文書を参照すれば重要な副作用は網羅されていることになります。もちろん未知の副作用はあり得ますので，添付文書に載っていなければその薬の副作用が否定できる訳ではありません。その薬の投与後に出現した症状は一応副作用を疑う必要があります。

用法用量には要注意　　より少量から始め，ゆっくり増量する方が安全

　新薬は治験で有効性と安全性が確認された用法用量が記載されています。治験は比較的短い期間に結果を出す必要があるため，増量は短期間で行われます。それで安全性が確認されていれば，添付文書に記載されます。例えばガバペンチンは初日に600mg，二日目に1200mg，三日目に1800mgへ増量する方法が添付文書に記載されています。実際にこのような方法で投与する医師はまずいないと思いますが，一応はこれで安全と言われています。私も治験に参加していまして，実際にあまり問題は出ませんでした。しかし発売後に600mgで開始したところ，2週間後に来院した患者さんから「眠くて眠くて困ります」という訴えが続出しました。その後は200mgまたは400mgから始めることにしています。その後の増量幅も200mgにしてゆっくり増量しています。

　他の薬剤についても添付文書の用法用量は実際の臨床場面に適さないことが多いので，各薬剤の項で個別に問題点を指摘していきます。

4章 薬物治療

⑨ 各薬剤について知っておくべき特性

ポイント

- ☑ 肝代謝における薬物動態学的相互作用が最も重要で，薬物血中濃度測定により知ることができる。
- ☑ 薬力学的相互作用は薬物の作用点で起こる相互作用で，薬物血中濃度を測定しても変化はない
- ☑ CBZ，PHT，PB，PRM は肝代謝酵素を誘導することにより多くの薬剤の濃度を下げる
- ☑ VPA は肝代謝酵素阻害により PB や LTG の濃度を上げる
- ☑ 半減期の短い薬物は血中濃度の日内変動が大きく，時に分 3 または分 4 投与が必要
- ☑ 半減期の長い薬物は日内変動が小さいため分 1 投与でも可能
- ☑ VPA は半減期が短いが徐放剤であれば血中濃度の日内変動は小さい
- ☑ 半減期の約 5 倍の時間で薬物血中濃度は定常状態に達する
- ☑ 定常状態に達するまでの日数は，半減期の短い CBZ，LEV などでは 2 〜 3 日，半減期の長い PB，ZNS，PER では 3 週間程度となる
- ☑ PHT と VPA は蛋白結合率が高く，高齢者や妊娠中など低蛋白になると遊離薬物濃度が上昇する。特に PHT では副作用の出現に注意

実際の臨床では薬の相互作用，作用機序，吸収，代謝，排泄，蛋白結合率，半減期などについての知識があると役に立ちます。この中で相互作用は特に重要です。作用機序は製薬会社が大々的に宣伝する割には大して役に立ちません。

A. 相互作用

相互作用は薬物動態学的相互作用と薬力学的相互作用の二つに分けられます。

薬物動態学的相互作用は薬剤の吸収，代謝，排泄において起こり，その結果は薬物血中濃度に現れます。つまり薬物血中濃度を測定することにより確認できる相互作用です。最も重要なのは代謝とくに肝代謝における相互作用です。

これに対し薬力学的相互作用は薬物の作用点で起こる相互作用で，血中濃度を測定しても変化はないため臨床症状から推測するしかありません。多剤併用時にそれぞれの血中濃度は高くないのにふらつきが生じるのは薬力学的相互作用が原因であると考えられます。

102

B. 肝代謝酵素 CYP450 酵素と UGT アイソザイムについて

　相互作用の多くは肝代謝に関係して起こりますので，肝代謝酵素について知っておくと理解しやすくなります。多くの薬剤は CYP450（チトクローム P450）酵素で代謝され，一部グルクロン酸抱合される薬剤は UGT（ウリジングルクロニルトランスフェラーゼ）で代謝されます。

　いずれの酵素も多くのアイソザイムがあり，各薬剤についてどのアイソザイムによって代謝されるか決まっています（ただし一つのアイソザイムとは限りません）。各アイソザイムには，代謝を阻害する薬剤や，酵素を誘導する薬剤があります。

　CBZ，PHT，PB，PRM は多くの CYP アイソザイムと UGT アイソザイムを誘導するため，多くの薬剤の濃度を下げます。LTG は UGT1A4 で代謝され，これらの酵素誘導薬で濃度が下がり，UGT1A4 を阻害する VPA により濃度が上がります。LTG の投与量を併用薬剤によって変えなければならないのはこのためです。ただ UGT1A4 の代謝を誘導または阻害する薬剤は他にあまりないため，抗てんかん薬以外との相互作用はあまりありません。PB は CYP2C9 で代謝されますが，このアイソザイムを VPA が阻害するため，VPA により PB の濃度は上昇します。CBZ は自身が CYP3A4 で代謝され，このアイソザイムを誘導します。（すなわち自己誘導を起こすということです。）このため投与初期は濃度が上がりやすいのですが，1ヵ月して酵素が誘導されると濃度が低下します。

　なお薬剤を追加してから阻害または誘導が起こるまでの時間は，両者により少し異なります。阻害は比較的早期に起こりますが，誘導は酵素が新たに合成されるまでの時間がかかるため，1ヵ月程度遅れて出現します。薬剤追加後の薬物血中濃度測定はこのことを考慮に入れる必要があります。

C. 作用機序はあまり診療の役に立たない

　主要なものとして Na チャネル抑制（PHT, CBZ, LTG など），GABA 受容体賦活（PB, BZP など）ですが，効果や副作用を十分に説明できるわけではありません。診療にはそれほど役に立たないので知らなくてもあまり困ることはありません。

D. 体内動態

　ピークまでの時間は薬剤による差はあまりなく，多くの薬剤で 1〜4 時間と言われています。ただし VPA の徐放剤は遅く 8〜16 時間です。

　ピーク時間と異なり，半減期は薬剤間で大きな差があります。CBZ，VPA，LEV などは短く，PB，ZNS，PER は長いことが分かっています。ピークまでの時間と異

なり，半減期は薬そのものの性質ですので，VPA の徐放剤でも VPA の他の剤型と同じです。

　血中濃度の日内変動の大きさはピークまでの時間と半減期によって決まります。ほとんどの薬剤はピークまでの時間が 1 〜 4 時間と差がないので，日内変動の大きさは半減期によって決まり，半減期の短い薬剤は一日の中での血中濃度の変動が大きく，半減期の長い薬剤は血中濃度の日内変動が小さいということが言えます。VPA は通常日内変動が大きい薬剤ですが，VPA の徐放剤はピークまでの時間が長いため，半減期は短くても日内変動が小さくなります。

　日常臨床では血中濃度の日内変動が大きい薬は要注意です。高い時間帯に副作用が，低い時間帯に発作が起こる可能性があるからです。このような薬は一日 1 回の服用にはせず，2 回から 3 回場合によっては 4 回に分けて服用した方が副作用，発作いずれの危険も少なくなります。

E. 定常状態に達するまでの時間は半減期の 5 倍

　薬の効果判定は定常状態での発作の頻度や強さに基づいて行います。投薬変更後の血中濃度測定も，定常状態で行わないと意味がありません。定常状態に達するまでの時間は，VPA の徐放剤以外では半減期のおよそ 5 倍になります。CBZ，LEV などは 2 〜 3 日以内に定常状態に達しますので，1 週間後の測定でも大丈夫ですが，PB，ZNS，PER では 3 週間程度かかりますのでそれ以降に測定する必要があります。またこれらの半減期が長い薬剤では，1 ヵ月後の受診で発作の変化を評価するのは早すぎます。

　PHT の場合は特殊で，血中濃度が高いほど半減期が長くなります。このため PHT 中毒になると多少投与量を減らしてもほとんど濃度は低下しないか時にはさらに上昇します。このため服薬を一旦中止するか大幅に減薬する必要があります。大幅に薬を減量した場合にもかなり遅れて定常状態に達するため，1 〜 2 カ月後に濃度が下がりすぎることがあります。したがって PHT 中毒から回復した後も定期的な血中濃度測定が必要です。

F. 蛋白結合率の高い薬剤の血中濃度は要注意

　蛋白結合率が高い薬剤（PHT，VPA など）の血中濃度は多少問題があります。薬剤のうち作用するのは蛋白に結合していない遊離成分ですが，血中濃度は通常総濃度を測定しています。高齢者や妊娠中などで蛋白が低下している場合には，総血中濃度は同じでも遊離の薬剤の割合が増加し，薬剤の効果，副作用が増大します。たとえば妊娠中は PHT 濃度が体重増加に伴って低下しますが，遊離の PHT の割合が

増加するため，効果はあまり変わりません。高齢者では全体の PHT 濃度は高くないのに副作用が出ることがあるので要注意です。

G. 投与量と血中濃度の関係

多くの薬剤では，投与量と血中濃度は概ね比例します。従って増量のペースが一定であれば，濃度も一定の割合で上昇します。例外は PHT で，ある時点から急速に濃度が上昇します。このため有効血中濃度付近では 25mg 単位かそれ以下の細かい投与量の調節が必要となります。また CBZ，VPA ではある程度投与量を増やすとそれ以上濃度が上がらず，頭打ちになることがあります。

PHT や CBZ はピーク時間が 4〜8 時間と書いてありますが

PHT と CBZ は吸収がやや遅く 4〜8 時間とされています。ただ実際の臨床での印象は両者で少し異なります。CBZ の副作用でふらつきが見られる場合，大抵は服用後 1〜2 時間で出現し，数時間で回復します。間違って 2 回服用した場合に耐えがたいふらつきが出現するのはほとんどが CBZ を服用中の患者さんです。この場合も服用後 1〜2 時間で出現します。PHT では 2 回服用で耐えがたいふらつきが出ることは少なく，ふらつきが出現する場合でも CBZ のように短時間では出現せず，一日中ふらつくということが多く見られます。

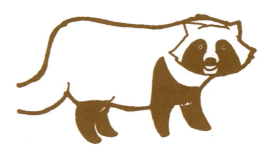

10 治療の終了

> **ポイント**
> ☑ 成人患者では，発作が2年以上消失した後の薬の中止による再発率は40％と高いため，治療の終結は本人の生活状況を考慮し，十分に話し合ってから決定すべきである

A. 治療の終結は慎重に

　成人てんかん患者を診ていると治療の終結という選択をすることはあまりありません。まず薬を中止した場合の再発率は，小児が20％であるのに対し，成人では40％と高率です。また発作の止まっている患者さんの多くが，日常的に自動車を運転しています。抗てんかん薬を減量または中止するためには自動車運転をしばらく完全に止めることが必要です。自動車運転をしていなくても，職場でてんかん発作が起こってしまうとその後の仕事に大きな影響があります。最悪退職に追い込まれることも考えられます。これらのことを考慮に入れると，薬の中止を選択する患者さんはかなり少数派です。

　知的障害の患者さんではそのような問題はないのですが，知的障害があると中止した時の再発率が高いと言われているのでやはり中止には踏み切りにくくなります。

症例12　減薬で発作が再発し2年間自動車運転が出来なくなった男性

　大学卒業後地元の町役場に勤務。自動車がないと通勤に不便。
　13歳強直間代発作で発症。脳波検査で全般性棘徐波を認めVPA開始。1000mgで維持し発作なし。17歳で主治医の指示に従い断薬。3ヵ月後に強直間代発作出現しVPA1000mg再開。その後発作なし。21歳より主治医の指示でVPA漸減開始，4ヵ月後に中止。中止後1ヵ月で強直間代発作出現。VPA1000mg再開。その1ヵ月後当院に転院。VPA1000mgで維持し発作なし。22歳地元の町役場に就職。25歳家の近くに転院。本人は嫌がっていたが，主治医の強い勧めで27歳よりVPA漸減開始。5ヵ月毎に200mgずつ漸減。VPA400mgとなってから3ヵ月後に強直間代発作出現。800mgに戻される。当院受診しVPA1000mgに戻し，自動車運転は2年間しないよう指示。2年後自動車運転再開。その後もVPA1000mg服用し発作はない。当院まで通院は不便だが，二度と転院する気はない。

解説

　思春期発症の特発性全般てんかんで断薬により2回再発していた。3回目の断薬の試みは無理があったと考えられる。VPA1000mgで発作が出現したことは一度もなかったので再開後半年間発作がなければ，医学的には発作出現の可能性は低いと考えられた。自動車運転が出来ないと通勤にも不便ではあったが，万が一のことを考え2年間自動車運転をしないことを提案した。本人も納得して2年間の自動車運転をやめていた。自動車運転が必要な場合には，たとえ本人が希望しても減薬することは出来ない。まして本人が希望しない場合には減薬すべきではない。

　なお現在の道路交通法にはこのような事例に対する細かい規定がない。薬の再開により発作が消失する可能性が高い場合には，6ヵ月で運転が再開できるよう規定を作ることが望まれる。

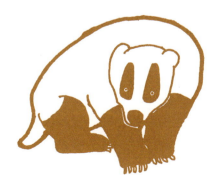

MEMO

5章

薬物療法
各薬剤の特徴

　今回から各薬剤の特徴を述べていきます。以下の記述には私の個人的見解が多数含まれていますので，あくまで参考意見と思ってください。

カルバマゼピン（CBZ）

ポイント

- ☑ 部分てんかんの第一選択薬だが，全般てんかんの発作を悪化させることがある
- ☑ 副作用としては，発疹，ふらつき，眠気に注意
- ☑ 投与初期に血中濃度が上がりやすいので，必ず少量から開始する
- ☑ クラリスロマイシンで濃度が上昇しふらつきが出やすい
- ☑ 多くの抗C型肝炎ウイルス薬とは併用禁忌

部分てんかんの第一選択薬と言われ，効果は強い薬ですが，使いこなすには注意が必要です。精神科医にとっては双極性障害に使う機会の方が多いかも知れません。

A.「部分てんかん」に対する第一選択薬

現在でも「部分てんかん」に対する第一選択薬です。また「全般てんかん」の強直間代発作・強直発作にも効果があります。未治療の「部分てんかん」の場合，60％の人で発作が止まります。ただし欠神発作，ミオクロニー発作，脱力発作などを悪化させることがあるので要注意です。

他の抗てんかん薬と比較すると部分発作に対しては切れ味が鋭い印象です。

B. 発疹は投与初期に，ふらつきは投与初期と増量時に注意

発疹，白血球減少，肝機能障害，眠気，ふらつき，複視，低ナトリウム血症など多くの副作用が見られます。投与初期の副作用としては発疹，白血球減少，肝機能障害に注意が必要です。重篤な場合には直ちに中止して入院治療を行う必要があります。薬剤性過敏症候群の原因にもなります。一方で軽度の発疹，白血球減少，肝機能障害もよく見られます。軽い場合はCBZを中止しなくても悪化しません。ただし良くなるわけではありません。発疹が顔に出る場合には悪化はしなくても中止を希望する方の方が多いと思います。白血球数は2500程度までの減少であればよく見られます。長期間投与している人の場合で以前から見られるのであれば中止の必要はありません。血中濃度依存性の副作用として，ふらつき・複視があります。多剤併用時には特に注意が必要です。稀な副作用として，「音が半音低く聞こえる」ことがあります。音楽をしている人には耐えがたい副作用ですので，しばしば中止が必要になります。

C. 相互作用が多いのは多くの代謝酵素を誘導するから

　肝の CYP3A4 で代謝され，多くの CYP アイソザイムや UGT アイソザイムを誘導します。このため多くの薬剤の効果を減弱します。LTG の濃度を下げるのはこのためです。

　誘導する酵素には CYP3A4 も含まれます。つまり自身の代謝酵素を誘導する，すなわち自己誘導を起こすので，投与開始から 1 ヵ月で血中濃度が低下します。逆に言うと長期投与の時期よりも開始当初は濃度が上がりやすいという性質があります。これを知らずに維持用量を最初から投与してしまうとふらつきが非常に強く出ることがあります。

　最近はあまりしませんが，PHT との併用では薬物動態学的相互作用により CBZ の血中濃度は上がりにくくなります。PHT が十分な濃度にあると，CBZ の濃度はかなり低くても両者の薬力学的相互作用によりふらつきは出現しやすくなるので要注意です。

D. クラリスロマイシンは併用に注意

　抗てんかん薬以外の薬剤との相互作用で重要なのは，マクロライド系の抗生物質（クラリスロマイシンなど）と併用すると血中濃度が上昇することです。当院でCBZ の投与を受けている患者さんで他の薬との相互作用が問題になるのはほとんどがクラリスロマイシンです。他の医療機関を受診する際に CBZ 服用中であることを告げてもクラリスロマイシンを処方される例は後を絶ちません。また最近はピロリの除菌のためクラリスロマイシンを処方されることも多くなっています。患者さんにクラリスロマイシンは要注意であることを説明し，他の医療機関受診時には，CBZ を服用していることだけでなく，クラリスロマイシンは要注意であると主治医から言われている，ということまで伝えてもらう必要があります。

E. 抗 C 型肝炎ウイルス薬，抗精神病薬の濃度を低下させる

　多くの薬剤の濃度を下げますが，通常はその薬剤を増量すれば同じ効果が得られますので，問題にはなりません。例外は最近よく相談される抗 C 型肝炎ウイルス薬との併用です。CBZ が併用禁忌になっているため C 型肝炎の治療のためには他の薬剤に変更する必要があります。相互作用がなくある程度効果がある薬剤としては LEV か LCM への変更が考えられます。

　CBZ は抗精神病薬の濃度も下げますが，多くの場合，抗精神病薬の保険適用内の用量で幻覚妄想状態をコントロールすることが可能です。難治の精神病で抗精神病

薬を上限まで使用しても効果が不十分な場合，LCMへの変更により幻覚妄想状態が改善することがあります。LEVへの変更は精神面での影響が少し心配です。

F. 日内変動が大きいので時には分4投与も必要

半減期が短いため，血中濃度の日内変動が大きい薬剤です。血中濃度が上がりすぎると副作用のふらつきが起こりやすく，血中濃度が下がりすぎると発作が出やすいため，場合により分4投与にした方が良いこともあります。

分2朝夕食後で十分量を服用している人が，間違って朝2回分服用するとかなりきついふらつきが出ます。記憶に頼らず服用したかどうかを確認できるよう，服薬管理をしておく必要があります。

G. 3日で定常状態に

半減期が短いため定常状態に達するまでの時間も短く，投与開始の1ヵ月を除けば，薬の増減から3日で血中濃度は一定になります。従って血中濃度が高すぎてふらつきが出た場合，減量により速やかにふらつきは改善します。これは後に述べるPHTと大きく異なる点です。

なお，活性代謝産物としてCBZエポキシドがあり，この濃度が上昇してふらつきが出現することがあります。この濃度は通常測定できないのである程度推測するしかありません。問題になるのはVPAとの併用時ですので，VPAのところで述べます。

作用機序はPHTなどと同じくナトリウムチャネル阻害です。ドラベ症候群を悪化させるのはこのためと言われています。

H. 必ず少量から投与開始する

有効血中濃度は4〜12μg/mlと言われています。有効血中濃度以上になるとふらつき，複視が出現しやすいので注意が必要です。

一日量100mgで開始するのが安全です。維持量は300mgから1200mg程度です。

一日量400mgで開始するドクターが結構多いのですが，かなりの確率で強いふらつきが出現します。歩けなくなって自己断薬し，医師に不信感を持って，当院に来られる方も時々おられます。症候性部分てんかんであれば，CBZを100mgから再度試す方法も勧めてみますが，ほとんどの方は「あんなきつい薬は二度と御免です」と言われます。CBZ自体は結構良い薬なのですが，医師の不注意でその良さを台無しにしてしまうことがあります。今は薬の種類が増えましたのでまだ問題は少

なくなりましたが，昔は大変でした。

症例 13　CBZ 単剤で 3 人出産した後頭葉てんかんの 1 例

　　15 歳チカチカする前兆から意識消失する発作で発症。

　VPA800mg 投与では複雑部分発作が持続。当院受診し CBZ100mg 開始。100mg ずつ漸増し 400mg となったところで VPA を 200mg ずつ漸減中止。発作は消失。2 年以上発作がなかったため 20 歳時に CBZ 漸減中止したところ複雑部分発作再発。このため CBZ200mg で再開。その後発作なし。28 歳で結婚し CBZ200mg のままで 3 回妊娠出産。いずれも奇形なくその後の発達にも異常はない。飲み忘れるとチカチカする単純部分発作が出現する。血中濃度は 4μg/ml 前後で一定。

　症候性部分てんかんで VPA では発作が止まらず，CBZ 少量で発作消失していますが，中止は出来ない例です。CBZ の催奇性は用量依存性と考えられていますので，少量なら問題は少なく，あえて薬剤を変更する必要性は高くありません。

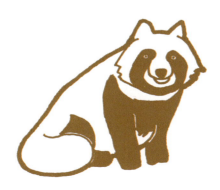

バルプロ酸ナトリウム（VPA）

ポイント
- ☑ 全般てんかんには最も有効な薬剤だが，部分てんかんには効果が弱い
- ☑ 重篤な副作用は少ないが，催奇性と体重増加が問題
- ☑ PB, LTG の濃度を上昇させる
- ☑ カルバペネム系抗生物質は VPA の濃度を大幅に低下させるので併用禁忌

重篤な副作用が少ないので最も良く使われる薬ですが，これはあくまで全般てんかんの薬だと認識する必要があります。精神科ではこの薬も双極性障害などに安定剤として使用されることが多いと思います。

A. 「全般てんかん」に対して最も有効な薬剤

「特発性全般てんかん」のあらゆる発作に対し，現在でも最も有効な薬です。あらゆる発作に対し有効というのが重要で，欠神発作，ミオクロニー発作，強直間代発作の全ての発作型を持っている患者さんにも発作の悪化を心配せずに使用できます。

「特発性全般てんかん」の患者さんのうち 8 割は VPA 単剤で発作消失します。

「てんかん性脳症」に対しても最もよく使用される薬剤です。精神科医が診る可能性があるレンノックス・ガストー症候群では施設に入った時点ですでに投与されている場合がほとんどです。

「部分てんかん」に対してもある程度効果があるのと，催奇性を除けば副作用が少ないので現在日本で最も多く処方されている薬剤です。

B. 催奇性と体重増加が問題

主な副作用は眠気，体重増加，胃腸障害などで，発疹は比較的少なく 1%程度です。

投与初期の重篤な副作用は極めて少ないので，発疹以外で直ちに中止することはあまりありません。胃腸障害については徐放剤により軽くなることがあります。ただ抗精神病薬服用中で，すでに体重増加が問題になっている患者さんには使いにくいと思います。

最大の問題は，妊娠初期の服用により，出生児に奇形，低 IQ，自閉症のリスクが高くなることです。このため若い女性には使いにくいという問題が生じます。

このうち奇形，低 IQ の危険性は用量依存性があることがはっきりしていますが，

自閉症になる危険性は用量に無関係ではないかと言われています。まだ研究が少ないので断定はできません。催奇性は約10%と高く，特に二分脊椎は1%程度で通常妊娠の20倍のリスクがあると言われています。一日量700mg未満では，奇形の率は5.6%まで下がりますので，どうしてもVPAでないと強直間代発作が止まらない人に対しては，一日400mg程度の少量投与も選択肢の一つです。

C. 徐放剤では外側の殻が溶けずに排泄

徐放剤の場合，外側の殻は溶けずに排泄されます。患者さんにあらかじめ言っておかないと時に驚かれます。普段はあまり気がつかないのですが，下痢をした時は目立つので，「先生，下痢をしたせいで薬が溶けずに出てきました。どうしましょう」と電話が掛かってきますが，特に心配はありません。

D. PB，LTGは併用注意　カルバペネム系抗生物質は併用禁忌

VPAは肝代謝で，様々な薬剤と相互作用があります。

まずは抗てんかん薬との相互作用ですが，CYP2C9，UGT（1A6，1A9，2B7）の基質で，これらはいずれもPHT，PB，CBZ，PRMで誘導されるため，これらの薬剤の併用により濃度が低下します。一方でVPAはCYP2C9の阻害によりPBの，UGT 1A4の阻害によりLTGの濃度を上げます。睡眠薬として使うベゲタミンにはPBが含まれていますので，VPA投与により効果が増強されます。

少し複雑なのはCBZとの関係です。VPAはCBZの活性代謝産物であるCBZエポキシドの代謝を阻害して濃度を上昇させます。このためCBZの濃度は正常にもかかわらず，ふらつきが出現することがあります。

蛋白結合率が高いので，低タンパクになると効果が増強されます。VPAと同様に蛋白結合率の高いPHTを併用すると，遊離PHT濃度が上昇しPHTの効果・副作用が増強されます。

抗てんかん薬以外ではカルバペネム系抗生物質が重要です。VPA投与中の患者さんにカルバペネム系抗生物質を投与すると，VPAの血中濃度が極端に低下し，発作が出現する危険があります。このためVPA投与中の患者さんに対してカルバペネム系抗生物質投与は禁忌になっています。

E. 作用機序が様々なためか多くの発作型に有効

GABA濃度増加，Naチャネル阻害，T型Caチャネル阻害など様々です。欠神発作にも部分発作にも有効なのは，このためと考えられます。

F. 有効血中濃度および投与量

　50〜100μg/ml と言われています。有効血中濃度以上になると血小板減少が起こりやすいと言われています。

　一日量 400mg で開始し，無効な場合は 200mg か 400mg ずつ増量します。維持量は 400mg から 1200mg 程度のことが多いのですが，時にはそれ以上に増やすこともあります。

　特に難治の特発性全般てんかんの場合は 120μg/ml 以上に増やして発作が止まることもありますので，とことん増量する価値があります。

　血中濃度は最初投与量に比例して上昇しますが，ある程度増やすと頭打ちになることがあります。100μg/ml までで頭打ちになったとした場合，通常それ以上の増量はしません。

　部分てんかんに対する併用療法では，400mg 程度で使用しています。400mg である程度効果が見られることは時々あるのですが，部分てんかんに対してはそれ以上増量してもあまり効果は増えません。これは全く経験的なものなので理由はよくわかりません。

VPA には徐放剤を含め様々な剤型がありますが，どのように使い分けるのですか。

　VPA は比較的副作用の少ない薬剤ですが，いくつかの問題点があります。一つ目は他の薬剤と比較して胃腸障害が多いという点です。デパケン® などの徐放剤はゆっくり溶ける分，胃への刺激は少なくなります。セレニカ® は十二指腸で溶けるため，胃への刺激はさらに軽減されます。

　二つ目の問題は半減期が短いため血中濃度の日内変動が大きいという点です。半減期は薬に固有の性質ですので剤型を変えても同じですが，徐放剤にして吸収を遅くすれば，血中濃度の日内変動は小さく出来ます。催奇性のリスクは用量依存性であると言いましたが，さらにピーク時の血中濃度にも関連があると言われています。つまり同じ用量でも血中濃度の日内変動が小さい方が催奇性は低くなると考えられています。

　三つ目の問題は吸湿性があることです。このため服用直前まで錠剤をヒートから出すことができません。また薬の一包化が出来ないという問題が生じます。この点を解決するために一部の剤型は糖衣錠になっています。ただ糖衣錠にすると薬が大きくなり飲みにくいという問題があります。

症例14　VPA400mgで2児を出産した特発性全般てんかんの女性

　20歳，強直間代発作初発。同じ年2回目の発作があり近医で脳波上全般性棘徐波。VPA600mg投与開始。発作は3年に1回出現していたが，31歳が最終発作でその後は消失。33歳夫の転勤に伴い転居し，てんかん専門医を受診。VPA600mgから400mgに減量。その後通院の都合から別のてんかん専門医に受診。投薬はVPA400mgのまま。35歳で第一子出産。奇形なし。その後夫の転勤のため当院受診。初診時VPA400mg服用。当院でも投薬そのままで38歳第二子妊娠出産。奇形なし。二児とも発達に問題なし。

　VPA400mgであれば奇形，知的障害の危険は高くないと言われていますので，そのままの投薬で継続することもよくあります。外国人のデータではVPA600mgでも問題は少ないとされていますが，日本人の場合投与量はより少ない方が安全と考えられます。できるだけ400mgまでは減量した方が安全と思います。

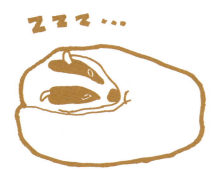

フェニトイン (PHT)

ポイント

- ☑ 血中濃度が不安定で細かい投与量の調節が必要
- ☑ 高めの濃度にするとフェニトイン中毒になりやすいので注意
- ☑ 相互作用が非常に多く合併症のある例には使いにくい
- ☑ 歯肉増殖，多毛や，長期連用での小脳萎縮，骨粗鬆症，末梢神経障害など他の抗てんかん薬には見られない副作用が多い
- ☑ 効果は強力で，難治の部分てんかんやレンノックス・ガストー症候群には使用する価値がある

専門医でも使いこなすのが難しい薬です。この薬剤に熟達していない場合は，専門医の指導を受けながらでなければ新たに投与するのは危険です。現在担当している患者さんに服用している人がいなければ，この項は読む必要はありません。

A. 適応は CBZ と同じでより強力

効果のある発作型は CBZ とほぼ同じで，より強力な薬剤と考えて良いと思います。

「部分てんかん」のすべての発作型に有効ですが，前頭葉てんかんにはより有効な印象があります。また二次性全般化発作にも効果が強い印象があります。

「全般てんかん」の強直間代発作・強直発作にも効果があり，難治のレンノックス・ガストー症候群で，CBZ ＋ VPA でも強直発作が頻発する場合，CBZ を PHT に変更すると発作が減少することも良く経験します。

CBZ と同じく欠神発作，ミオクロニー発作，脱力発作などを悪化させることがあります。

点滴は痙攣発作重積状態に使用されます。最近は PHT のプロドラッグであるホスフェニトインが製品化されましたので，副作用が改善され使いやすくなりました。

B. 副作用も強力なのが難点

発疹，肝機能障害，ふらつき・複視，眠気，食欲低下，歯肉増殖，多毛など多彩です。特に歯肉増殖，多毛は PHT に特徴的です。歯肉増殖は歯垢がたまると悪化しやすいので普段のブラッシング，定期的な歯科通院が必要になります。知的障害の重い人ほど手入れが行き届かず，悪化する傾向にあります。多毛は若い女性には

絶対に受け入れられない副作用です。最近は若い男性も多毛を理由に PHT の投与を拒否する患者さんが増えています。

眠気は比較的少ないので他の抗てんかん薬の眠気で日常生活の支障が大きい場合，試してみる価値はあるかもしれません。ふらつき・複視は血中濃度依存性に出現します。一度血中濃度が上昇しフェニトイン中毒となると CBZ と異なり対応はかなり大変です。

長期投与により，骨粗鬆症，小脳萎縮，末梢神経障害を起こすことがあります。

いずれにしても副作用はかなり強く，開始するにはそれなりの覚悟と，十分な説明が必要です。

C. 相互作用の多さも一番

肝の CYP2C9，2C19 で代謝されます。CBZ と同じく多くの CYP アイソザイムや UGT アイソザイムを誘導します。このため多くの薬剤の効果が減弱し，多くの抗 C 型肝炎ウイルス薬とは併用禁忌になっています。またワーファリン，抗結核薬，抗がん剤，抗真菌薬などにより PHT の血中濃度が変化します。

抗てんかん薬との相互作用では，CBZ，VPA，LTG などの効果を減弱します。

最近はあまりしませんが，CBZ との併用は，両者の血中濃度が有効血中濃度の範囲内でも，ふらつき，複視が出現しやすいので注意が必要です。

D. 血中濃度が高いと半減期が長くなる

他の薬剤と異なり，半減期は血中濃度が高いほど長くなりますので，高濃度の時は注意が必要です。フェニトイン中毒になると半減期が極端に長くなるので，ますます濃度が上がりやすくなります。従って少し減量しただけでは濃度は下がりません。

定常状態に達するまでの時間は通常 3 〜 5 日とされていますが，フェニトイン中毒時にはこれもかなり長くなります。

E. 蛋白結合率は高く，妊娠中，高齢者は注意

VPA と同じく蛋白結合率が高いので，低蛋白（妊娠中，高齢者）では遊離型が増え，効果が増強されます。妊娠中に PHT の血中濃度が下がっても遊離の PHT 濃度はあまり下がらないので，発作が悪化していなければ，増量する必要はありません。高齢者では PHT が有効血中濃度の範囲内にあっても，遊離型 PHT は高くなっている可能性があるため，副作用を十分に聴取し，PHT によるふらつきが疑われた場合

には濃度が低くても減量する必要があります。

F. CBZ と同じくナトリウムチャネル阻害

　CBZ と同じくナトリウムチャネル阻害です。ドラベ症候群を悪化させるのはこのためと考えられます。

G. 最も血中濃度測定が必要な薬剤

　有効血中濃度は 10 〜 20μg / ml とされています。有効血中濃度以上になるとふらつき・複視が出やすいのと，一度上がりすぎると下げるのが大変なので，上限は守った方が良いと思います。下限については他の薬剤と同じく，下回っていても発作に有効であれば，増量する必要はありません。

　多剤併用投与では有効血中濃度の範囲内でも副作用が出やすいので注意が必要です。PHT 単剤投与では 25μg / ml までは副作用出にくく，さらに高い濃度でも人によってはふらつきが出ないことがあります。ふらつきがなくても定期的に血中濃度を測定しないと知らないうちに高濃度になっていることがあります。

　ふらつきなどの副作用がない場合でも，PHT の濃度 30μg / ml 以上を長く続けると末梢神経障害が出現しやすくなります。一度出現した末梢神経障害は PHT を減量しても改善しないことが多いので，高濃度にしないことが重要です。長期投与ではそれほど高濃度でなくても末梢神経障害が出現することがあり注意が必要です。PHT で発作が止まっていると末梢神経障害が出るまで薬の変更に同意が得にくいという問題があります。出来るだけ新たには使わない方が良いと思います。

H. 25mg 単位で投与量調整　5kg 以上の体重変動に注意

　一日 150mg 〜 200mg で開始し，最終的に 150mg から 400mg 程度で使用することが多い薬剤です。ただし高齢者ではさらに少量にすることもあります。

　投与量のわずかな増減，5kg 以上の体重の変化で血中濃度が変動しやすいので注意が必要です。有効血中濃度の範囲内にある時は 25mg 単位，場合によってはさらに細かい投与量の細かい調整が必要となります。

　一度血中濃度が上昇し始めると，副作用のため食欲が低下し，さらに血中濃度が上昇するという悪循環に陥ります。放置すると血中濃度が 40μg / ml 以上に上昇することも稀ではありません。この状態は間違いなくフェニトイン中毒です。

I. フェニトイン中毒では大幅な減量または一時中止が必要

　患者さんはこの状態がPHTの副作用であるとあまり考えません。なぜかというと直前には薬の変更をしていないのに出現することが多いことと，症状が一日中あり，薬を飲んで1～2時間で症状が増強するということがあまり見られないからです。ふらつくので整形外科を受診したり，吐き気・食欲不振があるので内科を受診したりされますが，PHTの血中濃度を測定しなければ診断がつきません。

　そうこうしている間にPHTの血中濃度は30～60μg/mlに上がっています。この場合投与量を少し減量した程度では，簡単には血中濃度が下がらないことが多いので，一時的に薬を半減または中止することが必要になります。通院では中止して下がりすぎるのが怖いので，半減までで様子を見ます。この際毎日血中濃度測定をするのは大変なので，毎日電話で症状を聞きながら，減量を続行するかどうかを決めていきます。

J. フェニトイン中毒は症状が改善してからが要注意

　ふらつきがなくなった時点でPHT濃度を確認します。高いか低いかによりどの程度の量で調整するかは異なりますが，症状がなくなれば，もともとの服用量より25mgか50mg少ない量で服用して行きます。症状がないと患者さんは頻回に通院するのを嫌がりますが，2週間後にはチェックして血中濃度の変化を確認した方が安全です。2週間後のチェックで安定していたとしても濃度がゆっくり下がり続ける患者さんもあるので，さらに1ヵ月後にチェックし，濃度が安定していたら，血中濃度測定の間隔を2ヵ月，3ヵ月と徐々に伸ばして元に戻すと安全です。

PHT服用中の患者さんの血中濃度測定間隔はどの程度が適当ですか。

血中濃度の不安定な患者さんでは1ヵ月毎（稀に2週間毎）に測定しています。長年診ていて安定している人でもPHTについては3ヵ月毎を基本にしていますが，10μg/ml以下で安定している場合は半年または1年毎の測定としています。

K. 付録　ホスフェニトイン　PHTのプロドラッグ

　従来のPHT静脈注射製剤は強アルカリ性のため，生理食塩水以外では結晶化を起こし，混注できませんでした。また血管痛があり，血管外に漏れると組織が壊死を起こす危険がありかなり使いにくい薬でした。ホスフェニトインはこれらの点を

改善した製剤で，PHT の必要量の 1.5 倍を投与することになっています。痙攣性てんかん重積状態や，手術などで経口投与が不可能な場合に用いられています。

症例 15　相互作用の問題から PHT を LEV に変更した症候性部分てんかんの女性

　12 歳より意識消失する発作，14 歳より頭の中の違和感に続いて二次性全般化発作が出現。
　VPA 開始。発作持続するため，CBZ へ変更するが発作は持続。18 歳より PHT へ変更し発作消失。その後も発作はないが血中濃度が変動するため（8 〜 25µg/ml）325 〜 350mg の間で 12.5mg 単位の投薬調整を行っていた。32 歳悪性リンパ腫になり化学療法を行う。開始前 PHT350mg であったが，血中濃度が 30µg/ml を超えるため PHT 減量。一時は 37µg/ml になり，最終 PHT287.5mg まで減量。再度の化学療法に備え PHT から LEV への変更を希望される。LEV1000mg で開始し，PHT は 2 週間毎に 25mg ずつ減量，187.5mg まで減量した時点で 5µg/ml まで低下したため PHT を中止。LEV1000mg 単剤とした。その後 7 ヵ月以上発作はない。

症例 16　PHT から LEV への変更がうまく行かなかった側頭葉てんかんの女性

　3 歳複雑部分発作で発症。
　CBZ 開始するが多い時は毎日 2 回出現。27 歳から PHT へ変更し最終 275mg（13 〜 18µg/ml）で月に数回まで減少。その後当院で投薬不変のまま 32 歳より発作がほとんど消失。ただし血中濃度が 10µg/ml を下回ると複雑部分発作または二次性全般化発作が頻発し，救急搬送されていた。歯肉増殖の改善目的に LEV への変更を希望。まずは LEV3000mg 追加し，入院の上 PHT を漸減。125mg となった時点から複雑部分発作が日に数回以上と頻発。250mg に戻して発作は消失し退院。PHT 血中濃度は 10 〜 13µg/ml となっているが，発作はない。歯肉増殖は不変。

　PHT は副作用が多いので他の薬剤に変更を試みることがありますが，うまくいく時といかない時があります。この症例のようにある濃度を下回ると発作が出現することがあり，どうしても切り替えられないこともあります。

4 フェノバルビタール（PB）

ポイント
- ☑ 「てんかん大発作」には極めて有効
- ☑ 眠気，ふらつき，発疹，多動，うつなど副作用が強い
- ☑ 相互作用が多く，合併症のある例には使いにくい
- ☑ 半減期が長く日内変動は小さいので眠前1回投与が可能

　海外では1912年から使用されている，世界でも最も歴史のある薬の一つです。安価なこと，単剤であれば血中濃度測定を必ずしも必要としないことから，現在でも多くの発展途上国では使用可能な唯一の抗てんかん薬です。

　眠気などの副作用が強いため先進国では現在あまり使われなくなりましたが，てんかん発作重積時の静脈注射用製剤は比較的最近に発売になりました。

　内服薬以外に静脈注射用，筋肉注射用，座薬などの製剤があります。

A. 「てんかん大発作」にはかなり有効

　いわゆる「てんかん大発作」に有効です。すなわち「全般てんかん」の強直間代発作と「部分てんかん」の二次性全般化発作のいずれにも良く効きます。そのほか「部分てんかん」の痙攣を伴う発作，すなわち単純部分発作の運動徴候を示す発作や，複雑部分発作でも痙攣の要素の強いものには有効です。

　一方で痙攣を伴わない複雑部分発作には二次性全般化発作より高用量が必要なためあまり使われません。

　レンノックス・ガストー症候群の強直間代発作には15mg程度の少量で有効なことが多いので試してみる価値があります。

　強直発作にもある程度有効ですが，眠気のためかえって発作が増加することもあるので基本的にはあまり使われません。

B. 眠気が強いのが難点

　PBの副作用には眠気，鎮静，多動，うつ，発疹，ふらつき・複視，興奮，Dupuytren拘縮などがあります。眠気は比較的強く，投与初期と高濃度時に出現しやすくなります。眠気の強いのが最近あまり使われない最大の理由です。眠気は長期間続くと本人も慣れてしまい眠気があるのかないのか自覚できなくなります。ふらつきは眠気よりもさらに高濃度で出現しますが，投与量が一定でも濃度が急激

にまたは徐々に上昇することがあり，PB の副作用と気づかれないことが多いので注意が必要です。

催奇形性は VPA よりは少ないとされていましたが，一日 150mg 以上の投与では高いことが指摘されました（13.7%）。

C. 肝代謝で相互作用が多い

肝の CYP2C9 で代謝されます。PHT や CBZ と同じく多くの CYP アイソザイムや UGT アイソザイムを誘導します。

ワーファリン，抗結核薬，抗がん剤，抗真菌薬などにより PB の血中濃度が変化し，CBZ，VPA，LTG などのほか，多くの薬剤の効果を減弱します。特に重要なのは VPA により PB の血中濃度が上昇することです。抗てんかん薬以外では CBZ や PHT と同様に多くの抗 C 型肝炎ウイルス薬の濃度を下げるため，併用禁忌になっています。

使いにくい点ばかりが目立ちますが，投与量と血中濃度が直線的に比例するのは使いやすい点です。単剤投与であれば血中濃度の個人差もそれほどありません。30mg／日投与であれば，定常状態では血中濃度は 5μg／ml 程度になり，150mg／日であれば 25μg／ml 程度になります。

D. 半減期が長く日内変動が小さい

PB は半減期が非常に長いのが特徴です。日内変動は小さいので，一日 1 回投与でも血中濃度は一日中ほとんど変動しません。眠気があるので通常は一日 1 回眠前に投与します。

定常状態に達するまでの時間も 3 週間程度と長いので，投与量を変更した場合，血中濃度測定も効果判定も 3 週間以降に行う必要があります。

E. 作用機序

GABA 受容体賦活です。BZD とは別の部位に結合します。

F. 有効血中濃度および投与量

有効血中濃度は 10 ～ 30μg／ml 程度です。有効血中濃度内でも眠気は見られます。ふらつき・複視はこの範囲内では出にくく，上限以上になると出やすくなります。

50μg／ml 以上の高濃度になると錯乱，昏睡を来すことがあるため，投与量不変

でも定期的な血中濃度測定が必要です。長年血中濃度測定しなかった場合，気がついたら高濃度になっていることもあります。

投与初期には眠気が強いので，一日量 15mg で開始し，単剤であれば一日 15mg から 150mg 程度で使用することが多い薬です。VPA との併用の場合，PB の血中濃度は約 2 倍になるので，通常は 90mg 程度までで使用した方が良いでしょう。

昔から PHT + PB を服用している人がいます。ふらついた場合はどちらの薬剤を減らす方が良いのでしょうか。

ふらつきは PHT が原因のことが多いのですが，PB が原因となっていることもありますので，必ず両者の血中濃度を測定してから判断します。一方の濃度だけが上昇していれば，その薬剤が原因と考えられますので，当然そちらを減量します。実際の臨床では両者の濃度が上昇していることも多く見られます。この場合不思議なことに PHT のみの減量で PB 濃度も下がることが多く，通常 PB は減量する必要がありません。もちろん PHT 減量してもふらつきが持続し PB の血中濃度が依然として高いことも時にはありますので，その時はそれから PB を減量します。

G. 付録　プリミドン（PRM）

添付文書通りに 2000mg まで増量しては絶対にいけない薬

体内で PB に代謝されますので，ほとんど PB と同じと考えて良い薬です。PRM 自体にも抗てんかん薬としての作用がありますので血中濃度は PB と PRM の両方を測定する必要があります。なかには PB の血中濃度がほとんど上昇せず，PRM として効果を示す患者さんもいます。目安として PRM はその 4 分の 1 の量の PB とほぼ同等とされています。すなわち PRM250mg は PB60mg とほぼ同等です。これはあくまで目安ですので，もし PRM から PB に変更する場合は，一度に変えず 3 〜 4 回程度に分けて，血中濃度を確認しながら調整を行う方が安全です。

添付文書通りに PRM を 2000mg まで増量したとします。これは PB500mg に相当しますので，PB の濃度は 80μg/ml 程度になると予想されます。これは昏睡状態に陥る濃度の 60μg/ml を超えています。PRM は絶対に 2000mg まで増量してはいけません。500mg 〜 750mg を上限とすべきでしょう。ちなみに PB の添付文書上の上限は 200mg です。

PB の使用も少なくなっていますので専門医でなければあえて PRM を使う理由はありませんが，万が一使う場合は良くその性質を知ってから使って下さい。

5 ゾニサミド（ZNS）

ポイント

- ☑ 前頭葉てんかんにはかなり有効
- ☑ 副作用としては食欲低下，尿路結石，幻覚妄想に注意
- ☑ 半減期が長く一日 1 回投与も可能
- ☑ 相互作用は比較的少ない

ZNS は日本で開発され，日本では 1989 年にすでに発売されていますので，新薬とは認識されていませんが，海外では新薬扱いです。効果・副作用とも新薬のトピラマート（TPM）に似ていますが，いずれも TPM よりは緩やかな印象があります。TPM と異なり単剤投与の適応もあり，より使いやすい薬です。

A. 適応・効果　強さは CBZ とほぼ同等で適応はやや広い

「部分てんかん」のいずれの発作型にも効果があり，前頭葉てんかんには CBZ より効果があるといわれています。

「全般てんかん」の強直間代発作や強直発作にも効くと言われています。従ってレンノックス・ガストー症候群に対し，VPA と併用で試す価値はあります。

「ドラベ症候群（乳児重症ミオクロニーてんかん）」にも効くことがあります。これは PHT や CBZ が悪化させるのと大きく異なる点です。

B. 主な副作用　食欲低下，尿路結石に注意

眠気，発疹，食欲低下，手足のしびれ，尿路結石，乏汗，幻覚・妄想状態などがよく見られる副作用です。発疹を除き TPM とよく似ています。TPM は眠気・ふらつきがやや強く，言葉が出にくいというのも TPM に特徴的です。催奇性についてのデータは乏しいですが，ZNS は少なく，TPM はやや多いというデータがあります。

作用機序は Na チャネル阻害，T 型 Ca チャネル阻害などとされています。

C. 代謝，相互作用，半減期など

CYP3A4 で代謝されるので，CBZ，PHT，PB，PRM により血中濃度が低下します。酵素の誘導や阻害はしないので，他の薬剤の効果には影響しません。

半減期は比較的長く 60 時間です。従って日内変動は少ない薬剤です。CBZ，

PHTとの併用で半減期は短縮します。

D. 有効血中濃度および投与量

　有効血中濃度は 10 〜 30μg/ml とされていますが，効果，副作用とも血中濃度に関係なく出現することも多いので測定にはあまり意味はありません。

　一日量 100mg で開始し，100mg から 400mg 程度で使用することが多い薬です。

　海外では副作用を少なくする目的でより少量の一日 50mg での開始が良いとの意見もあります。実際私の経験でも 50mg で著効を示した患者さんもあります。

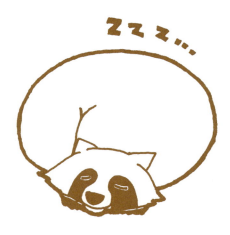

クロバザム（CLB）

ポイント

- ☑ クロバザムは，有効性が高く慣れが起こりにくいという点で，他のベンゾジアゼピン系薬剤とは明らかに区別される
- ☑ あらゆる発作型に有効で，難治の部分てんかんやレンノックス・ガストー症候群には他の新薬よりも有効性が高い印象
- ☑ 副作用は眠気とイライラで，発疹は少ない
- ☑ 半年経過して慣れが起こらなければその後に慣れが来ることは少ない
- ☑ 遺伝子多型により血中濃度が大きく異なり，少量で有効な例もある
- ☑ 単剤での使用経験が少なく，併用投与のみ保険適応がある

A. クロバザムは他の新薬に劣らず有効

　他のベンゾジアゼピン系の薬とは異なり慣れが来にくく，有効性は他の新薬にひけを取りません。日本での評価はそれほど高くありませんが，副作用も少なく，新薬よりはるかに経済的ですので，もっと評価されても良い薬です。

B. あらゆる発作に併用療法で有効

　あらゆる発作に有効ですが，単剤投与の報告は少なく，日本では併用療法しか保険適用がありません。ただ実際の臨床では単剤投与で発作が消失している患者さんもあります。

　あくまで私見ですが「症候性部分てんかん」に対する併用療法の有効性は，新規抗てんかん薬の GBP，TPM，LTG，LEV のいずれにも劣りません。むしろ上回っている印象があります。

　ミオクロニー発作をふくめ全般てんかんにも効果がありますが，ミオクロニー発作にはクロナゼパム（CZP）の方が有効です。レンノックス・ガストー症候群にも併用療法で効果があります。

　慣れて効果が弱くなる人もありますが，他のベンゾジアゼピン系の薬よりは慣れが少なく，6ヵ月間有効性が持続すれば，その後に慣れが出ることはあまりありません。

　他のベンゾジアゼピン系の薬と同じく，GABA-A 受容体（塩素イオンチャネル）に結合して GABA の効果を増強することで効果を発揮します。

C. 眠気とイライラに注意。副作用は比較的少ない

　副作用は眠気がほとんどで，時にイライラが出現します。少量では出にくく，増量に伴い出現しやすくなります。

　抗てんかん薬のなかでは発疹が出にくい方です。抗てんかん薬による薬疹出現時に緊急避難的に投与する薬としても有用です。

D. 活性代謝産物（DMCLB）が重要

　肝代謝で代謝産物の DMCLB（desmethylclobazam）も 10 〜 40％の活性があります。CYP 誘導薬剤により CLB の濃度は低下し，DMCLB の濃度は上昇しますので，CLB の濃度より DMCLB の濃度が 10 倍以上のこともよくあり，DMCLB の濃度の方がむしろ重要になることも多く見られます。

　遺伝子多型の相違により代謝活性すなわち DMCLB の上がりやすさが大きく異なり，少量で効果が期待できるタイプとかなりの量が必要なタイプに分かれます。DMCLB の血中濃度（μg / ml）と CLB の体重あたりの投与量（mg / kg）との比率は，遺伝子多型の相違により，3 〜 5 程度の群と 20 程度の群に二分され，10 以上であれば少量の CLB 投与で DMCLB 濃度が上がりやすいタイプと判断されます。

　例えば体重 50kg の患者さんに一日 2.5mg 投与して 1 ヵ月後に DMCLB の血中濃度を測定すると，上がりにくいタイプでは 150 〜 250ng / ml 程度であるのに対し，上がりやすいタイプでは 1000ng / ml 程度に上昇します。

　まずは 2.5mg から開始して，上がりにくいタイプでは 5 〜 10mg ずつ増量して 30mg を目標とし，上がりやすいタイプでは 2.5mg ずつ 10mg を目標に増量します。いずれの場合でも低い濃度で効果があればそれ以上の増量は必要ありません。

　DMCLB の半減期は比較的長いので一日 1 回眠前投与が可能です。

7 その他のベンゾジアゼピン系の薬

> **ポイント**
> - ☑ CZP は成人ではミオクロニー発作に対してのみ使用される
> - ☑ DZP は発作止めの頓服として錠剤または座薬として使用され，てんかん発作重積状態では静注で使用される

A. クロナゼパム（CZP）

てんかんではほとんど使われません。むしろ精神科で抗不安薬として使われることが多い薬です。

ミオクロニー発作にのみ使う薬

ミオクロニー発作には持続的に有効なことがあります。小児のレンノックス・ガストー症候群には有効と言われていますが，成人になると副作用の方が目立つため，あまり使われません。

ミオクロニー発作以外でもすべての発作型に最初は有効ですが，慣れて効果が弱くなる人がほとんどなので，成人ではミオクロニー発作以外ではあまり使われません。成人でミオクロニー発作のみが治療の対象となる患者さんはごく少数です。結局のところほぼ使うことはありません。

副作用は他のベンゾジアゼピン系の薬と同じで，鎮静，眠気，筋緊張低下，流涎などです。眠気による発作の増加もよく見られます。また突然中止すると発作を誘発し，場合によっては痙攣発作重積状態になりますので注意が必要です。

血中濃度測定の意味はほとんどありません。一日量 0.5mg から 1mg 程度の少量で使用したほうがよい薬です。最初有効だったからと言って，増やすと増量時のみ有効ですぐに慣れが来てしまいます。どんどん増やしても結局は慣れてしまい，減量が大変になります。少量で無効または慣れが出たらすぐ漸減中止します。

B. ジアゼパム（DZP）

発作頻発時またはてんかん発作重積状態に対し，内服，坐薬，静脈注射で使用する薬剤です。内服薬は発作の予防目的でも使用することがあります。

内服では一回量 2mg から 10mg 程度を頓服で使用，坐薬は一回量 10mg 程度を使用します。静脈注射は一回 5mg から 10mg 程度を使用ですが呼吸抑制に注意が必要です。

ラモトリギン（LTG）

ポイント

- ☑ 重篤な発疹を防ぐため，必ず添付文書の投与方法を守り，少量から開始し，時間をかけて増量する必要がある
- ☑ PHT，PB，CBZ などは LTG 濃度を約半分に下げる
- ☑ VPA は逆に LTG の濃度を約 2 倍に上げる
- ☑ 抗てんかん薬以外との相互作用は少ないので単剤では使いやすい
- ☑ 部分てんかんにも全般てんかんにも有効
- ☑ 特発性全般てんかんの挙児希望例には単剤で試す価値がある
- ☑ レンノックス・ガストー症候群には併用で試す価値がある

　少量から徐々に増やさないと重篤な皮膚障害の危険が高くなるため，添付文書で厳密に投与量が規定されていること，さらに併用薬により投与量のパターンが異なることなどから，敬遠されがちな薬ですが，気分安定作用がある，眠気が少ないなど利点も多く，使い慣れるとなかなか良い薬です。精神科医は双極性障害に対して使う機会の方が多いと思います。

A.「部分てんかん」「全般てんかん」いずれにも効果

　「部分てんかん」「全般てんかん」いずれにもある程度効果がある薬剤です。
　難治「部分てんかん」に対しては有効率 20 ～ 30% と言われています。他の薬剤とほぼ同等と考えて良いと思います。
　レンノックス・ガストー症候群に対しては有効率 30 ～ 40% と言われています。転倒する発作が多い人には一度は試してみる価値があります。
　作用機序は Na チャネル阻害で，PHT，CBZ と同様，ドラベ症候群に投与すると悪化させます。一応注意が必要です。
　併用療法のみでなく単剤療法の適応もありますので，未治療の患者さんに対し，第一選択として投与することも可能です。

B. 眠気は少なめ　発疹に注意

　主な副作用は，眠気，めまい，複視，肝機能障害，発疹（5%）などです。
　眠気は抗てんかん薬の中では比較的少ない方です。増量すると眠気よりもふらつきが先に出現することが多いと思います。

一番敬遠される副作用は重篤な皮膚障害ですが，PHTやCBZと比べて多いわけではありません。添付文書を守って投与すれば，0.1％程度の発現率です。また発疹は服用開始から2ヵ月以内に発現することが多いのでその間は特に十分な注意が必要です。私は心配性なので基本的に添付文書のさらに半分の量から始め，増量も2週間ではなく1ヵ月毎にしています。300例以上で試していますが，幸い今のところ重篤な皮膚障害は経験していません。

双極性障害にも適応がありますので，気分は安定させることが多く，発作はそれほど改善しなくても服薬継続を希望される患者さんが多いのが，他の抗てんかん薬にはない特徴です。重度知的障害を持つ患者さんの場合も気分が安定する人の方が多いのですが，時には多動，興奮が起こり中止することもあります。この場合の多動・興奮は投与開始直後に出現することがほとんどです。

催奇性は低いと言われていますので，若い女性にも使いやすいという利点があります。

またPHT，CBZ，PBなどと異なり，コレステロール値を上げることはありません。

C. 抗てんかん薬との相互作用に注意

LTGはUGT1A4で代謝され，グルクロン酸抱合を受けます。PHT，PB，CBZなどは酵素を誘導するため，LTG濃度が下がります（約半分）。UGT1A4を阻害するVPAは逆にLTGの濃度を上げます（約2倍）。では酵素誘導薬とVPAの両方を併用した場合はどうなるかと言えば影響が打ち消し合ってLTG単剤の時の濃度とほぼ同じになります。このように旧来薬との併用は複雑な影響があります。

一方でLTGを追加しても，通常他の薬の血中濃度はあまり変化しません。他の疾患のため薬を服用していることが多い高齢者に対してLTGを単剤で使用する場合にはほとんど問題がありません。

D. 投与量については必ず添付文書通りかそれ以下にする

皮膚障害のリスクを少なくするため，必ず少量から開始します。開始量は単剤で25mg，VPA併用の場合12.5mg，酵素誘導薬併用の場合50mgと決められ，早くても2週間以上の間隔で徐々に増量する必要があります。最大投与量も併用薬によって異なり，VPA併用の場合200mg，単剤治療と酵素誘導薬併用の場合400mgと定められています。投与開始前には必ず添付文書などを確認して処方量を間違えないように注意しましょう。重篤な皮膚障害などの副作用が出現した場合，規定通りまたはそれ以下の量で患者さんが服薬していれば，副作用救済制度の対象になりますが，添付文書の規定以上の量を処方していたり，患者さんが間違って多くの量

を服用したりした場合には救済制度を受けられません。

　有効血中濃度は1〜10μg/mlとされていますが，難治の患者さんでは20μg/mlまで増量すると効果のあることがあります。ただし規定の最大用量では10μg/ml程度にしか上昇しません。有効血中濃度以上になるとふらつき特に突然の脱力が出やすいと言われています。CBZとの併用では有効血中濃度の範囲内でもふらつきが出やすいので注意が必要です。

　半減期の5倍以上の期間中断した場合，再投与は少量から始める必要があります。これは，中断前の量を投与すると皮膚障害が出やすいからです。この期間は単剤投与で7日，VPA併用で14日，酵素誘導薬併用で2.7日です。
　また妊娠中には血中濃度が半分程度に低下することがあるため場合により増量が必要になります。

症例17　挙児希望のためLTGに変更した特発性全般てんかんの女性

　15歳初回のGTC出現。服薬不規則。
　18歳2回目のGTC。脳波では4Hz全般性棘徐波が見られ，VPA800mgで発作消失。挙児希望のためVPA → PBとした直後にGTC。その後は発作なし。PB150mgで第一子妊娠出産。眠気強くPB120mgで第二子妊娠出産。第三子に備えLTGに変更を希望。
　LTG開始時の投薬はPB120mg。LTGは25mgから開始し1ヵ月毎に増量。200mgまで増量後PB漸減中止。4年以上発作なし。LTG血中濃度3.79。
　妊娠中LTG血中濃度2.05へ低下したため400mgへ増量。無事出産。出産後はLTG200mgへ戻している。奇形なし。

以前は特発性全般てんかんで挙児希望の場合，VPAの代わりにPBが推奨されていました。しかし最近のデータではPBも150mg以上では奇形の危険性が高いと報告されています。LTGへの変更も一つの選択肢です。

症例18　LTGが著効を示した27歳レンノックス・ガストー症候群の女性

　最重度精神遅滞。発達年齢1歳から1歳半。3ヵ月過ぎ強直発作で発症。
　1歳1ヵ月からシリーズ形成。1歳4ヵ月ACTH治療で発作消失。1歳7ヵ月で再発。その後ACTHを2回施行，発作持続。抗てんかん薬調整するが発作持続。

発作型と頻度
①強直発作
　突然意識消失し，全身強直し転倒。（頻度）月に 10 ～ 15 回。
②脱力発作
　突然意識消失し脱力し転倒。意識はすぐに回復。（頻度）月に 1 ～ 3 回。
③ミオクロニー発作？
　意識はあって両上肢をぴくっとさせる。しばしば連続（持続）数秒から 1 分半。

　LTG 開始時の投薬は PB100mg ＋ VPA1000mg ＋ CLB15mg
　LTG は 10mg から開始，25 → 50 → 75 → 100 → 125 と増量。125mg で強直発作，脱力発作消失。LTG150mg で維持。CLB 漸減中止。強直発作，脱力発作は発作消失から 4 年 9 ヵ月後に再発。再発後は強直発作月 5 ～ 17 回となり LTG175mg へ増量。強直発作は月 3 ～ 9 回で転倒はしない。
　脱力発作は年 1 ～ 3 回と少ない。このため LTG175mg で維持。

　レンノックス・ガストー症候群は極めて難治で治療に難渋します。LTG は症候性部分てんかんにはあまり強力な薬ではありませんが，レンノックス・ガストー症候群には時に著効を示します。

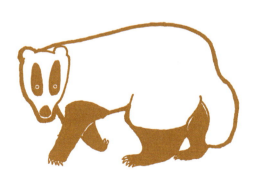

レベチラセタム（LEV）

> **ポイント**
> - ☑ 部分てんかんにも特発性全般てんかんにも有効だが，レンノックス・ガストー症候群に対しては効果が弱い
> - ☑ 催奇性が少ないので挙児希望例には最も有用である
> - ☑ 副作用は比較的少ないが，眠気，イライラ，うつに注意が必要
> - ☑ 眠気は用量に無関係に出現することが多く，少量でも強く見られる例がある
> - ☑ 相互作用がないので合併症のある例にも使いやすい

用量設定が簡単で，命に関わる重篤な副作用が少ないことから，てんかん専門医でなくても使いやすい薬剤です。効果は他の多くの薬と同じ程度です。

A.「部分てんかん」と「特発性全般てんかん」に有効

まず「部分てんかん」に対する効果ですが，難治例の30%程度に有効と言われ，他の新薬と同じくらいです。CBZやPHTなど，従来の薬と比較して効果が強いわけではありません。

「特発性全般てんかん」の強直間代発作にも効果があります。VPAよりはやや効果面で劣る印象です。残念ながら「レンノックス・ガストー症候群」にはあまり効果がありません。

単剤投与の適応もありますので，初発のてんかん患者さんにも投与可能です。

注射薬は欧米では重積状態の治療に使用されています。日本では内服不能の時に投与可となっていますので，手術時などには便利です。

B. 眠気，うつ，イライラに注意

眠気，めまい，頭痛，イライラ，うつなどです。比較的少ないとされていたがそうでもなく，投与開始初期に副作用で中止になる症例が20%程度はあります。他の薬剤とそれほど変わらない印象です。特に強い眠気が1割程度の患者さんに出現し，1回服用しただけで中止することも稀ではありません。

眠気の出方が他の薬剤とは異なり，あまり用量依存性がありません。初回投与量が250mgでも1000mgでも副作用で中止する率に差はありません。従って250mgで開始し，初期に眠気が出現しなければ，増量しても眠気はあまり出ません。もちろん中には投与量が多くなって初めて眠気が出る場合もあります。

5章　薬物療法　各薬剤の特徴

イライラについては投与初期に見られなくても，増量後に出現することもありますので，注意が必要です。うつは投与初期に見られることがあり，少量でも出現しますので要注意です。もともとうつ状態がある人には使いにくく，うつ状態がない人に新たに出現することもあります。

C. 他の薬剤との相互作用はほとんどない

多くは未変化のまま腎排泄されます。一部代謝されますが CYP，UGT とは無関係ですので，他の抗てんかん薬との相互作用はほとんどありません。抗てんかん薬以外の薬剤とも相互作用はほとんどありません。高齢者でも使いやすい薬剤と言えます。

半減期は短く，早期に定常状態に達するため効果発現が早いと言われています。

D. 作用機序は他の薬剤と全く異なる

他の抗てんかん薬とは全く異なり，シナプス小胞の SV2a 蛋白に結合すると言われています。それが臨床的にどんな意味があるのかはまだよくわかりません。

E. 有効血中濃度および投与量

有効血中濃度は明らかではありません。効果も副作用も血中濃度とはあまり相関がありません。投与量は一日 250mg から 1000mg で有効なことが多いとされています。面白いことに投与量が多いほど有効とは限らない薬剤ですので，無効の時は減量するのも一つの方法です。3000mg まで増量可能ですが，2000mg で全く効果がなければ，それ以上増量する価値はあまりありません。

妊娠中に血中濃度が半分程度に低下することがしばしばあるため，若い女性の場合は妊娠前に血中濃度を確認して，妊娠中に濃度が低下すれば増量する方が安全です。

症例 19　てんかんで未治療の 17 歳女性

既往歴，家族歴に特記すべきことなし。知能正常。高校 3 年生。運動部で，インターハイを目指して練習に明け暮れていた。

17 歳，朝 8 時 40 分頃，GTC 出現。当院受診。脳波正常。他院で施行した CT，MRI も異常なし。初回発作のため経過観察。1 カ月後，深夜睡眠中に GTC2 回。翌日当院再診。脳波は初診時と同じで発作波なし。

136

発作型：てんかん大発作（強直間代発作か二次性全般化発作かは不明）

（初回）意識消失。ウーッと発声，全身硬直，間代痙攣2分。

（2，3回目）睡眠中にウーッと発声，両上肢強直，眼球上転。1分弱。

　開始時無投薬。すでに3回の発作があり，本人家族とも治療の開始を希望。LEV1000mg開始し，2年以上発作なし。インターハイにも出場し，スポーツ推薦で大学に進学。大学でも体育会に属し，練習に励んでいる。

解説 ••

　てんかん大発作のみで発作波が見られないので，てんかん分類ははっきりしない。思春期発症，起床直後と睡眠中と両方の発作があるため，特発性全般てんかん，症候性部分てんかんいずれの可能性もある。若い女性なのでLTGかLEVのいずれかと考えたが，インターハイ予選を控えていたため早期の発作抑制を優先しLEVを選択した。当院では急がない場合LEV250mgから開始し，効果を見ながら漸増しているが，この例ではもう1回発作を起こすことに母親が強い不安を示し，本人も練習を休みたくないとの希望があったため，開始時用量を1000mgとした。

症例20　若年ミオクロニーてんかん＋うつ状態の30歳女性

　母方祖父，躁で入院歴。本人は2～3年後に結婚予定。

　高校生時すでにミオクロニー発作あったが，受診せず。23歳GTC出現。月2～3回。24歳CBZ400mg投与でGTC消失。ミオクロニー発作は不変（主治医には報告せず）。28歳眠気のためCBZ→LTGへ。GTCは3ヵ月に1回，ミオクロニー発作は不変。

　周期的に1～2週間うつ状態になる。他院（心療内科）で抗うつ薬投与中。

EEG：3～4Hz全般性棘徐波

発作型：

　①強直間代発作（GTC）　　3ヵ月に1回

　②ミオクロニー発作　　月1回

開始時の投薬：LTG125mg＋デュロキセチン20mg。

　若年ミオクロニーてんかんで挙児希望，LTGでは効果不十分だったため，うつが心配だったがLEV250mg開始。LEV250mg開始5日後「泣いていることが多い」と本人より報告。食欲はあり，今までの周期的なうつ状態の可能性もあるためLEV継続する。LEV開始14日後「うつ，イライラ持続。食欲も低下」「希死念慮も出現」LEV中止。中止後11日で「泣くこと減少。食欲回復」LEV125mgで再開。3日間軽躁状態ののち4日目に突然うつ状態になる。5日目LEV中止し，3～4日でうつ状態消失。

もともとうつ状態のある症例に LEV を投与し，うつ状態が悪化したため中止した。LEV はもともとイライラやうつのある症例の場合かなりの確率で精神面が悪化する。リスクの高い症例には慎重に投与する必要がある。

症例 21　CBZ で薬疹が出現した側頭葉てんかんの 57 歳男性

家族歴：子どもが熱性痙攣，後頭葉てんかん。
既往歴：10 年前より腎結石。
　56 歳，20～30 秒間口調や表情が変わりこの時の記憶がない，という症状が毎日 2～3 回出現。近くの病院で CT，MRI に異常なく認知症を疑われた。神経内科の診療所を受診し，認知症は否定される。娘がてんかんのため当院通院中で，妻の話から娘がてんかんを疑い当院受診。
発作症状：意識減損，フーッと声をあげ，「ニー」と笑うような表情。妻の呼びかけに必ず「はい」「わかった」と返事をする（発作以外の時は妻に対し「はい」「わかった」とは絶対に言わない）。その後 10～15 秒で「ニー」という表情がなくなり，眼の表情が元に戻る。その後 10～15 秒間何か言ってもいつもの口調で「わからへん」と言うがこれも記憶にない。運転中にも何度か出現しているが，赤信号で止まり，青信号で発進。カーブも曲がっている。
EEG：左前側頭部に鋭波頻回
治療経過：側頭葉てんかんと診断し CBZ 開始。発作消失するが，薬疹で中止。VPA は 1200mg まで増量，月 1 回 CPS 持続。VPA1200mg に LEV250mg を追加。発作消失したため VPA 漸減中止。LEV250mg 単剤投与で 4 年以上発作消失。普通に仕事を続けている。

側頭葉てんかんの未治療例に対する投薬としては，CBZ，ZNS，LTG，LEV が候補となる。この症例の場合腎結石の既往があるため ZNS 以外からの選択となる。CBZ を開始し発作は消失したが薬疹が出て中止。LTG への切り替えは困難。一番安全な VPA に切り替えたが発作消失しなかったため LEV への切り替えとした。最初から LEV で開始する方法も考えられた症例である。

10 その他の新薬

ポイント

- [x] GBP は部分てんかんのみに有効で相互作用がないのが特徴。効果は弱め
- [x] TPM は ZNS に似ているがやや副作用が強い。レンノックス・ガストー症候群には試す価値がある
- [x] RFN はレンノックス・ガストー症候群にのみ適応がある
- [x] STP はドラベ症候群にのみ適応がある

今回は，精神科医が処方する機会は少ないと思われる薬を一括してあげておきます。

A. ガバペンチン（GBP）

　部分てんかんにしか効果がない薬ですが，他の薬より効果が弱いので，どうしても発作が止まらない場合に使うことが多い薬です。他の薬との相互作用はないので，他の疾患を合併している高齢者では使う機会があると思います。

　「部分てんかん」に対してはある程度効果がありますが，他の新薬や CBZ よりも劣ると言われています。
　「全般てんかん」には全く効果がなく，ミオクロニー発作を悪化させますので注意が必要です。「部分てんかん」の診断に自信がなければ使わない方が良いでしょう。
　各種の痛みに効果があり，GBP と類似の構造を持つプレガバリン（商品名リリカ）は海外では抗てんかん薬としても適応がありますが，日本では鎮痛薬としてのみ使われています。なおプレガバリンは全般性不安障害に効果があるとされています。

　主な副作用は眠気，めまい，頭痛，複視，倦怠感，体重増加などですが，眠気がやや強い薬です。
　知的障害，脳炎などの症例に投与した場合，イライラが強く出ることがあります。
　肝で代謝されず，未変化のまま腎排泄。腎障害のある場合は投与量を減らす必要があります。
　抗てんかん薬を含め他の薬剤との相互作用がないのは利点です。他の疾患で薬を投与され，相互作用が問題になる場合は選択肢の一つとして考えても良い薬です。
　半減期は短いので分 3 投与が良いとされています。
　GABA によく似た構造ですが，直接 GABA 受容体には作用せず，GABA 濃度を上昇させ，グルタミン酸の濃度を低下させると言われています。

血中濃度測定の意味はあまりありません。

一日 200mg から開始しゆっくり増量します。眠気がなければ 2400mg まで増量可能です。400mg から 600mg で眠気が出る患者さんもあれば，2400mg でも全く眠気の出ない場合もあります。眠気が出なければ 2400mg まで試してみる価値はあります。

B. トピラマート（TPM）

効果は強いのですが副作用も強いので少し使いにくい薬です。ただ知的障害のあるてんかん患者さんでは有効と言われていますので，施設の嘱託医になった時には投与を考えてもよい薬です。

「部分てんかん」「全般てんかん」いずれにも効果があります。難治「部分てんかん」に対しては有効率 30 ～ 40％と他の新薬より高く，「レンノックス・ガストー症候群」に対しても有効率 20 ～ 30％と一定の効果があります。また「ドラベ症候群（乳児重症ミオクロニーてんかん）」にも効くことがあると言われています。

欠神発作やミオクロニー発作には効きませんが，精神科医が診る成人のてんかんの患者さんで問題になる発作に対してはほとんどの場合効果があると考えられます。

主な副作用は，眠気，めまい，頭痛，複視，倦怠感，体重減少，身体のしびれ，腎結石，幻覚妄想などです。他の抗てんかん薬と比べて強めと言われています。ZNS と似ていますので併用はあまりしない方がよいでしょう。特異的な副作用として，「言葉が出にくい」ことがあり，200mg 以上では出現しやすいので要注意です。

ごく稀に緑内障のため，眼痛，急速な視力低下が報告されています。

70％は未変化で腎排泄されます。

相互作用は少なめですが，TPM 追加により PHT の血中濃度が上がることがあり，また PHT，CBZ，PB により TPM の血中濃度が少し低くなることが知られています。

Na チャネル，Ca チャネル，GABA，グルタミン酸など多くの作用点があり，これが様々なタイプのてんかんに効果のある理由と考えられています。

血中濃度測定の意味はあまりないと言われています。

投与量は一日 25mg から開始しゆっくり増量する方が副作用の出現を少なくできると言われています。600mg まで増量可能ですが，「言葉が出にくくなる」などの副作用を防ぐには 200mg までで維持する方がよいと思います。

10. その他の新薬

症例 22　TPM が著効を示した 21 歳レンノックス・ガストー症候群の男性

最重度精神遅滞。3 ヵ月発症。8 ヵ月点頭てんかんと診断。10 ヵ月 ACTH で発作消失 1 歳 2 ヵ月再発。1 歳 10 ヵ月 ACTH で発作消失，4 歳 10 ヵ月再発し強直発作が日に 10 数回出現。10 歳頃 GTC 増加。その後は不変。強直発作，脱力発作，GTC 頻回。

脳波検査では 1.5 ～ 2 Hz，全般性棘徐波。

過去の投薬：CBZ・PHT・VPA・PB・ZNS・CLB・ESM・CZP

発作型：

①強直発作または脱力発作

突然意識消失し転倒する。全身硬直または脱力。（頻度）**毎日 3 回。**

時に 3 ～ 5 分間隔で連続して出現する。30 分～最長 5 時間。（頻度）年に 2 回。

②強直間代発作（GTC）

意識消失し全身痙攣 1 分位（頻度）**毎日 1 ～ 2 回。**

③欠神発作

突然意識消失し動作停止。（頻度）毎日 3 ～ 4 回。

TPM 開始時の投薬は CBZ600mg ＋ VPA1600mg ＋ CLB5mg。

TPM25mg から開始し 25mg から 50mg ずつ 250mg まで増量。眠気のため CLB 中止。TPM300mg では食欲低下，強直・脱力発作増加のため 250mg に戻す。

GTC は月 1 ～ 5 回に減少。強直・脱力発作月 15 回へ減少。CLB5mg 再開後 GTC 消失。その後 LTG 追加したが 200mg で眠気強く発作不変のため中止。

解説 ••

TPM は副作用が強めなので症候性部分てんかんの難治例には使いにくいが，レンノックス・ガストー症候群には時に著効例があるため試す価値はある。

C. ルフィナミド（RFN）

レンノックス・ガストー症候群にのみ適応がある薬です。

「レンノックス・ガストー症候群」の強直発作・脱力発作に対してのみ適応があります。

部分てんかんには治験で有意差が出なかったため適応はありませんが多少効果はあります。ただ部分てんかんに適応のある薬が多数存在する中で，この薬をあえて投与する必要はほとんどないと思います。

主な副作用は，眠気，嘔吐，食欲低下，イライラなどです。重度の知能障害の患

者さんに使うことが多いので，副作用がわかりにくいかもしれません。周囲から見て体調が悪そうであれば中止する方がよいでしょう。

　肝で代謝されるが，CYP には依存しないと言われています。PHT，PB 濃度を多少上昇させ，CBZ，LTG 濃度を多少低下させます。RFN 濃度は VPA によりやや上昇し，PHT，PB，CBZ，PRM でやや低下します。半減期は短く，2 ～ 3 日で定常状態に達します。

　作用機序はナトリウムチャネル阻害です。

　血中濃度測定の意味はあまりないと言われています。一日 400mg から開始しゆっくり増量します。最高投与量は体重により異なります。1800mg から 3200mg まで増量可能となっています。体重と添付文書を確認する必要があります。

D. スチリペントール（STP）

　「ドラベ症候群」のうち VPA ＋ CLB を投与中の患者さんに対して併用療法でのみ使うことができます。多くの薬剤と相互作用があり，精神科医は手を出さない方がよい薬です。

　主な副作用は，眠気，興奮，食欲低下，体重減少，白血球減少などです。

　肝で代謝されます。CYP1A2，CYP2C19，CYP3A4 で代謝されると考えられています。

　CYP2C19，CYP3A4，CYP2D6 を阻害するため多くの薬剤の濃度が上昇します。

　PHT，CBZ，ZNS，ESM，CZP，CLB 濃度を上昇させ，STP 濃度は PHT，PB，CBZ で低下する可能性があります。

　食後に服用しないと効果が減弱するという問題があります。

　作用機序は GABA トランスアミナーゼの阻害によりシナプスでの GABA 取り込みを抑制します。

　血中濃度測定の意味はあまりないと言われています。

　体重 50kg 以上なら一日 1000mg から開始しゆっくり増量，2500mg まで投与可能です。

　相互作用が多いので 500mg から開始する方が安全と思います。

　フランスで製造された薬をそのまま輸入しています。

11. 2016年に発売された新薬

A. ペランパネル（PER）

ポイント
- ☑ 部分てんかんと全般てんかんの強直間代発作に併用療法で有効
- ☑ 眠気・ふらつきがやや強く，時にイライラが見られる
- ☑ 半減期が長く一日1回就寝前投与が望ましい
- ☑ PHTかCBZを併用する場合，PERの濃度が上がりにくい
- ☑ 2mgまたは4mgという少量で著効を示す例があるので，少量から開始し少量で時間をかけて評価を行うのが良いかも知れない

日本では2016年5月下旬に発売。日本で開発された抗てんかん薬です。2017年6月から長期投与も可能になりました。

今まで他の抗てんかん薬を服用しても止まらなかった，部分てんかんのいろいろな発作，全般てんかんの強直間代発作に対して，併用療法で効果があると言われています。

有効率は，部分てんかんの発作については約40％（プラセボは20％），全般てんかんの強直間代発作に対しては約65％（プラセボは約40％）と報告されています。

主な副作用はめまい・ふらつき（40％），眠気（20％），胃腸障害（8％），イライラ（6％），体重増加（4％）などです。ほとんどの場合薬を中止すればよくなります。精神面の副作用としてイライラのほかに，攻撃的になる（2.7％），不安（1.4％），怒り（1％）などが他の抗てんかん薬よりも出やすいので注意が必要です。発疹は2％程度で他の抗てんかん薬よりは少なめです。

肝代謝酵素のCYP3A4で代謝されます。他の抗てんかん薬との相互作用ですが，PERを追加しても，通常他の薬の血中濃度はあまり変化しません。ただCBZ，PHTを服用している場合は，PERの血中濃度が大幅に低くなりますので，多めに使用しないと効果が出ない可能性があります。また経口避妊薬の効果が弱くなることがあります。

半減期が長く，一日1回投与でも血中濃度はほぼ一定に保たれます。また定常状態に達するまでの時間は約3週間ですので，増量後の効果や副作用の判定には時間がかかります。1～2ヵ月毎にゆっくり増量する方がよいでしょう。

作用機序は今までの薬と異なり，AMPA受容体を非競合的に阻害します。

有効血中濃度は明らかではありません。

現在服用中の抗てんかん薬に追加して投与することになります。まためまい・ふらつき，眠気が多いことと，持続時間が長いことから，最初は一日1回2mgを就寝前

に服用し，2mg ずつ徐々に増量する必要があります。一日最高で 12mg まで増やすことができます。

　2mg と 4mg の錠剤があります。

B. ラコサミド（LCM）

ポイント

- ☑ 部分てんかんに対し単剤でも併用でも有効
- ☑ 副作用として，めまい・ふらつき，眠気に次いで頭痛が多い
- ☑ PHT や CBZ と併用するとふらつきが出やすいので少量から投与する
- ☑ 相互作用は特になく，PHT や CBZ に作用機序が似ていることから，将来 CBZ の代替薬になる可能性がある

　日本では 2016 年 8 月末に発売されました。2017 年 9 月から長期投与可能になります。

　今まで他の抗てんかん薬を服用しても止まらなかった，部分てんかんのいろいろな発作に対して併用療法で効果があると言われています。単剤での効果も認められていて，2017 年 8 月から単剤投与も可能になりました。

　有効率は約 40 〜 50%（プラセボは 20%）と報告されています。

　主な副作用はめまい・ふらつき（27.5%），眠気（10%），頭痛（6%）悪心・嘔吐（5 〜 6%）などです。ほとんどの場合薬を中止すればよくなります。発疹は 1% 程度で他の抗てんかん薬よりは少なめです。

　CBZ，PHT を服用している場合は，めまい・ふらつきが出やすいので少ない量から投与した方が良いと言われています。

　肝臓で代謝されます。他の抗てんかん薬や抗てんかん薬以外の薬との相互作用は特にありません。PHT，CBZ，PB が抗 C 型肝炎ウイルス薬と併用禁忌になっていますので，これらの代替薬としての使用が期待されます。

　現在服用中の抗てんかん薬に追加して投与することになります。一日 50mg 〜 100mg で開始し 50mg 〜 100mg ずつ徐々に増量する必要があります。一日最高で 400mg まで増やすことができます。通常一日 2 回に分けて投与します。

　50mg と 100mg の錠剤があります。

12. 旧来薬の使い方のコツ　ふらつきが出た時

ちょっと考えてみましょう。こんな時どうしたらよいでしょうか。

旧来薬は使い方が難しいとはいうものの，前任者から引き継いだ患者さんの処方は簡単には変えられません。同じ処方で続けているうちに副作用が出てくることもあります。特にふらつきは，眠気と並んで最もよく遭遇する副作用です。以下のようないくつかの事例でどのように対処すればよいか考えてみましょう。

A. CBZ 半剤を増量中にふらつき出現。CBZ を減量？

　CBZ100mg から開始し 100mg 単位で増量中。700mg 分 2 朝夕後→ 800mg 分 2 朝夕後としたところ，ふらつきが服薬後 1 ～ 2 時間で出現。
　血中濃度測定（服薬後 2 時間）　CBZ16μg/ml

こんな時どうしたら？
　CBZ を減量するしかない？

　CBZ は半減期が短く，血中濃度の日内変動が大きい薬です。一日量は同じまま分 3 毎食後または分 4 毎食後眠前とすると，日内変動が小さくなり副作用がなくなったり，血中濃度の低下による発作の出現が防げたりします。

B. PHT と PB 両方の血中濃度上昇。どちらを減量？　両方減量？

　PHT325mg ＋ PB120mg 投与中。いつもは　PHT18μg/ml，PB20μg/ml 程度で安定。
　2 週間前からふらつきが出現。一日中続く。
　血中濃度測定（服薬後 2 時間）　PHT28μg/ml，PB28μg/ml。

こんな時，どうしたら？
　1．PHT を減量
　2．PB を減量
　3．PHT と PB 両方減量

　PHT と PB の相互作用は複雑で一定しませんが，両方の血中濃度が上昇している

時には，PHT のみの減量で PB の血中濃度も元に戻ることをしばしば経験します。従ってまずは PHT のみを減量してふらつきと血中濃度の変化を見ます。PHT は元の濃度に戻り，PB 濃度が依然高ければ，その時点で PB を減量するとよいと思います。PHT と PB の併用中にふらつきが出現した場合，PHT 濃度の上昇が原因であることが多いのですが，時には PB 濃度のみが上昇していることもありますので，血中濃度は必ず両方を測定します。

C. PHT と CBZ の血中濃度はいずれも基準値内。どうする？

PHT325mg ＋ CBZ600mg 投与中。ふらつきが服薬後 1 〜 2 時間で出現
血中濃度測定（服薬後 2 時間） PHT18μg／ml　CBZ4μg／ml

こんな時，どうしたら？
1. PHT を減量
2. CBZ を減量
3. 別の原因を探すため神経内科へ紹介

PHT と CBZ を併用した場合，薬物動態学的相互作用により CBZ の血中濃度はなかなか上昇しません。しかし両者の薬力学的相互作用により，副作用のふらつきは強くなります。このため両者とも有効血中濃度の範囲内にありながらふらつきが出現することがあるのです。この時いずれの薬剤を減量してもふらつきは軽くなりますが，半減期は CBZ の方が短いので，早く副作用をなくしたいときには CBZ を減らす方が良いでしょう。もちろん PHT から CBZ への変更中であれば PHT を減らし，CBZ から PHT への変更中であれば CBZ を減らします。

D. CBZ と VPA 併用中。VPA 増量でふらつき。どうする？

CBZ1200mg 分 4 投与で効果不十分のため VPA を漸増。CBZ1200mg ＋ VPA1200mg となったところ，ふらつきが服薬後 1 〜 2 時間で出現。
血中濃度測定（服薬後 2 時間）　CBZ12μg／ml　VPA90μg／ml

こんな時，どうしたら？
1. CBZ を減量
2. VPA を減量
3. 別の原因を探すため神経内科へ紹介

CBZ 単剤投与の時は，この程度の血中濃度では CBZ によるふらつきはあまり出現しません。しかし VPA との併用では CBZ の活性代謝物である CBZ エポキシドの濃度が上昇し，そのためにふらつきが出現することがあります。この場合 CBZ と VPA のいずれを減量しても，ふらつきは改善します。いずれの薬剤も半減期は短いので，比較的速やかに改善が期待できます。

E. CBZ 単剤投与で，ある日突然ふらつき。

CBZ800mg 分 2 投与で発作，副作用ともなく安定。
いつもの血中濃度（服薬後 2 時間） CBZ10μg／ml
ある日，ふらつきが服薬後 1 ～ 2 時間で出現。歩けないため会社を早退して急遽受診。
血中濃度測定（服薬後 2 時間） CBZ20μg／ml
原因として考えられることは？

多いのは以下のいずれかです。
1. 朝の薬を間違って 2 回服用
　　服用したかどうか分からなくなり発作が心配で服用することがあります。対策としては薬を 1 回分ずつ 1 週間，箱にセットして管理するしかありません。なお CBZ 以外では 2 回服用してもあまり副作用は出ません。
2. クラリスロマイシンを併用
　　患者さんが CBZ 服用していることを医療機関で伝えてもクラリスロマイシンが処方されることがよくあります。対策としては「クラリスロマイシンは併用注意と言われています」と患者が医師に伝えるしかないと思います。

一般名	略号	主な商品名
アセタゾラミド	AZA	ダイアモックス
エトサクシミド	ESM	エピレオプチマル, ザロンチン
ガバペンチン	GBP	ガバペン
カルバマゼピン	CBZ	テグレトール, レキシン
クロナゼパム	CZP	リボトリール, ランドセン
クロバザム	CLB	マイスタン
ジアゼパム	DZP	ホリゾン, セルシン, ダイアップ
スチリペントール	STP	ディアミコット
ゾニサミド	ZNS	エクセグラン
トピラマート	TPM	トピナ
ニトラゼパム	NZP	ベンザリン, ネルボン
バルプロ酸ナトリウム	VPA	デパケン, セレニカ, バレリン
フェニトイン	PHT	アレビアチン, ヒダントール
フェノバルビタール	PB	フェノバール, ルミナール, ノーベルバール
ペランパネル	PER	フィコンパ
ラコサミド	LCM	ビムパット
ラモトリギン	LTG	ラミクタール
ルフィナミド	RFN	イノベロン
レベチラセタム	LEV	イーケプラ

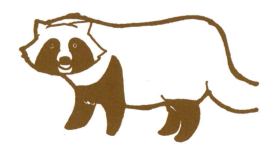

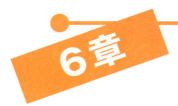

てんかん性精神症状

　てんかん患者さんが示す精神症状のうち，てんかんの発病後に出現したものをてんかん性精神症状と呼びます。ただそのなかにはてんかんの患者さんに偶然合併した精神症状と真にてんかん特異的な精神症状があります。

　またてんかん性精神症状はてんかん発作との時間的関係（前後または最中，あるいは発作間欠期）によって，治療方針が大きく異なりますのでそれを明らかにすることが最も重要です。

　てんかん患者さんに特徴的な性格はあるのかどうかについても簡単に解説します。

6章 てんかん性精神症状

 てんかん性精神症状について

ポイント

- [x] てんかん患者さんがてんかん発病後に示す，精神病，抑うつ，躁，不安などの精神症状をてんかん性精神症状と呼ぶ
- [x] 発作の前後または最中に出現する発作周辺期精神症状や，発作が急に消失して出現する交代性精神症状は，てんかんに特異的な精神症状と考えられる
- [x] 発作周辺期精神症状はてんかん発作を止めることが最善の治療法である
- [x] 交代性精神症状はてんかん発作を出すことが最善の治療法である
- [x] 発作と無関係に出現する精神症状は，その症状に応じて，抗精神病薬，抗うつ薬，抗不安薬などを投与する

　てんかん性精神症状には，精神病のほか抑うつ，軽躁，不安などが含まれます。てんかん患者さんが示す精神症状のうち，てんかんの発病後に出現したものを一応てんかん性精神症状と呼びます。ただそのなかにはてんかんの患者さんに偶然合併した精神症状と真にてんかん特異的な精神症状があります。

　発作の前後または最中に出現する発作周辺期精神症状や，発作が急に消失して出現する交代性精神症状は，てんかん発作と精神症状の出現の時間的関係がはっきりしていますので，てんかんに特異的な精神症状と考えられます。しかし発作との時間的関係がはっきりしない発作間欠期精神症状がてんかんに特異的かどうかは不明です。精神病もうつも発作間欠期に出現するものは，最近の研究ではてんかんに特異的ではないという意見が強くなっています。

　治療の面から言えば，発作周辺期精神症状は症状の内容に関係なくてんかん発作を止めることが最善の治療法で，交代性精神症状はてんかん発作を出すことが最善の治療法です。従って抗精神病薬や抗うつ薬の投与よりも抗てんかん薬の調整が重要になります。これに対し発作間欠期精神症状は，抗てんかん薬の調整はあまり効果がなく，症状に応じて抗精神病薬や抗うつ薬を投与することが最善の治療法です。

　以上のことからてんかん性精神症状はてんかん発作との時間的関係を明らかにすることが最も重要です。それにより治療方針が大きく異なります。

　てんかん性精神症状のうちてんかん性精神病は，日常生活上の影響も大きく，最もよく研究されています。

　通常の分類では交代性精神症状は発作間欠期精神症状の中に含まれています。

　しかしすでに見たとおり，交代性精神症状はそれを除いた発作間欠期精神症状とは治療方針が異なりますので，これを区別して考えた方がよいというのが私の考えです。

さらに言えば交代性精神症状はむしろ発作周辺期精神症状との関係の方が強いと考えています。従ってこの本の中では，発作間欠期精神症状とは交代性精神症状を除いたもの，すなわちてんかん発作との時間的関係がないものだけを指す用語として使用します。

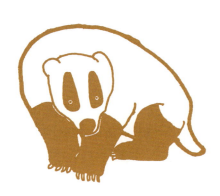

2 発作周辺期精神症状

> **ポイント**
> - ☑ 発作周辺期精神症状はさらに発作前，発作時，発作後精神症状に分けられる
> - ☑ 発作時精神症状はてんかん発作そのものである
> - ☑ 発作前後の精神症状の多くは気分の変化や不安感である

　発作周辺期精神症状はさらに発作前，発作時，発作後精神症状に分けられます。

　発作時精神症状はてんかん発作そのもので，単純部分発作としての不安感，恐怖感や，非痙攣性てんかん重積状態などが代表例です。

　発作前後の精神症状の多くは抑うつ，軽躁，不安で一日から数日程度持続し自然に軽快します。以前から知られていましたが，どの程度の頻度で出現するかなど詳細は不明です。

　発作前後の精神症状の中で最も重要なものは発作後精神病です。重症の場合は錯乱状態となり，精神科への入院が必要となります。これについては最近よく研究され詳細が明らかになりつつあります。

　発作周辺期精神症状の治療は先ほど述べたようにてんかん発作の抑制です。従って抗てんかん薬の調整が必要になります。抗うつ薬，気分安定薬，抗不安薬などの効果があるのかどうかは分かっていませんが，おそらく効果は期待しにくいと考えられます。

てんかん性精神病とは

> **ポイント**
>
> ☑ てんかん性精神病は発作との関連により発作後精神病，交代性精神病，発作間欠期精神病に分けられ，発作間欠期精神病はさらに急性精神病と慢性統合失調症様精神病に分けられる

　てんかん性精神症状の中で臨床的に最も重要なものはてんかん性精神病です。これについて少し詳しく見ていきます。

　てんかん性精神病とはてんかんを背景に起こると考えられている精神病です。定義上は先にてんかんを発病し，後から精神病を発病したものをすべて含めます。発作との関連により発作後精神病，交代性精神病，発作間欠期精神病の三つに分類されますが，交代性精神病を発作間欠期精神病に含める考え方が一般的です。発作時精神病として非痙攣発作重積状態を挙げる場合もあります。発作間欠期精神病はさらに急性精神病と慢性統合失調症様精神病に分かれます。
　てんかん性精神病はてんかん患者さんの約5％で起こると言われています。統合失調症の有病率0.5％と比較して明らかに高い頻度で発生します。

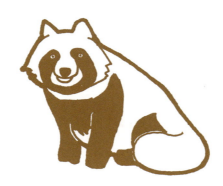

6章 てんかん性精神症状

4 発作後精神病

ポイント

☑ 発作後精神病は複雑部分発作か二次性全般化発作の群発の後，いったん意識清明になってから出現することが多い

☑ 発作後精神病は激しい錯乱状態になることもあり，この場合は入院治療が必要となる

☑ 発作後精神病は通常数日以内，長くても1ヵ月以内に回復する

☑ 発作後精神病は再発防止のためてんかん発作を軽減することが重要である

てんかん発作が群発して1〜3日後に出現します。通常数日以内に，長くても1ヵ月以内には回復すると言われています。

典型例では発作終了後いったん意識清明となった後に出現します。発作群発に引き続いて精神病になる場合でも，発作後のもうろう状態とは異なり，意識は清明で，見当識が保たれています。

発病直後は激しい錯乱状態になることも多く，気分変動が目立つ症例もあります。発作間欠期精神病と異なり，幻聴，関係妄想，被害妄想が非常に少なく，幻視，宗教妄想，誇大妄想，談話心迫，親近性の錯覚，精神性複視が比較的多いとされています。

精神病の回復後しばらく不安，焦燥，依存，退行を示すこともあります。

難治の側頭葉てんかんで出現することが多いと言われ，少なくとも全般てんかんではほとんど見られません。しかし側頭葉てんかん以外の症候性部分てんかんでは見られることはあり，川崎医院の症例では必ずしも難治例ではありません。

治療は精神病出現時と間欠期の二つに分けて考える必要があります。まず精神病出現時ですが，完全に精神病になってからでは抗精神病薬の効果は少ないので，発作群発後に不眠，気分変動が出現したら，速やかに抗精神病薬投与開始すべきです。いったん精神病が治まったら次は精神病の予防が重要です。発作を止めることが精神病の予防になるので積極的に抗てんかん薬の調整をする方が良いと言われています。同じ理由で手術適応があれば積極的に手術した方が良いと考えられます。

症例23 発作後精神病を繰り返した側頭葉てんかんの女性

20歳代の女性。16歳睡眠中の大発作で発症。その後，意識消失，一点凝視から口部自動症，両上肢強直その後入眠する複雑部分発作も出現。PHT開始されたが発疹のため中止。その後CBZ単剤からVPA単剤さらにVPA＋ZNSとなるが発作持続。最終的にCBZ＋CLBとなる。20歳以降複雑部分発作の群発後1〜2

日経て訳の分からないことを話し続ける症状が出現。複雑部分発作の群発は一日数回，2〜3日続く。多くが怠薬時であった。

　「頭の中を刺激すると足が長くなる。目が大きくなる」「地球を作った人が自分と染色体を入れ替えたことに昨日気がついた」などと意味不明なことを一日中話し続ける。2〜3日間持続し完全に回復する。20歳と21歳の2年間に計6回出現。その後投薬はCBZ＋CLBのまま不変だがしばらく発作なし。その後単発の複雑部分発作出現。24歳時と26歳時に複雑部分発作群発したがこの時には精神病にならなかった。それ以後は単発のCPSも全く見られていない。

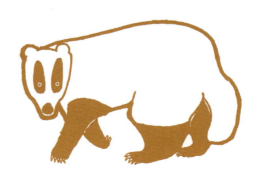

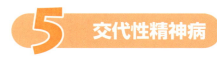

5 交代性精神病

ポイント
- ☑ 交代性精神病は罹病期間の長い難治てんかん患者が急に発作消失した時に出現する
- ☑ 交代性精神病には抗精神病薬は効果が少ない
- ☑ てんかん発作を起こすことが交代性精神病の治療になる
- ☑ 交代性精神病はあらゆる抗てんかん薬で誘発される可能性がある

　それまで出現していたてんかん発作が急に消失してから出現する精神病を言います。精神病出現と同時に脳波も正常化することが多い（強制正常化）と言われていますが，精神病時に脳波検査を施行することは結構大変です。幸い交代性精神病の診断に脳波検査は必須ではありませんので，発作の消失と精神病の出現を確認すれば診断可能です。

　日本では側頭葉てんかんの報告が多いのですが，欧米では全般てんかんも多いと言われています。

　抗てんかん薬との関連がある場合とない場合があります。つまり抗てんかん薬を変更して発作が消失し，それに伴って精神病が出現することもあれば，抗てんかん薬は変更していないのに発作が消失し，それにより精神病が出現することもあります。

　交代性精神病を起こしやすい薬剤は，ZNS，PHT，ESM，TPM などですが，発作が止まればあらゆる抗てんかん薬で起こりえます。従って，CBZ，LTG，LEV でも注意は必要です。通常罹病期間の長い難治てんかん患者に出現しやすいので，てんかん発症直後に最初の薬剤で発作が止まった場合に交代性精神病が出現することはまずありません。

　治療についてですが，抗てんかん薬を開始した直後に精神病が出現した時は，その薬剤を中止するのが基本です。抗てんかん薬を変更していないのに発作が消失した場合では，服用中の抗てんかん薬を減量して発作が出現するとよくなることが多く見られます。すなわち典型的な交代性精神病であれば，発作の出現とともに精神病は改善します。通常同時に抗精神病薬の投与も行いますが，効果については明らかではありません。発作の出現と同時によくなる例では，交代性精神病再発時に，抗てんかん薬を変更せず抗精神病薬の投与のみを行っても効果は少なく，結局抗てんかん薬の減量または中止が必要となることがほとんどです。

症例24　長く交代性精神病を繰り返した症候性部分てんかんの男性

50歳代。家族歴に特記事項なし。2歳半と3歳，2回熱性痙攣。10歳時風邪で発熱時に大発作あり。11歳時に初めて無熱性の大発作が出現したため病院受診。脳波異常を指摘され投薬を開始，その後は年に一度程度のGTCだったが，徐々に増加し月に1〜2回となる。脳波では右前側頭部棘徐波が見られる。発作症状は前兆なく突然意識消失し，転倒，全身強直間代痙攣。しばしば顔面を打撲し，骨折する。

精神症状の経過：18歳，19歳時にほぼ1週間，ザワザワとして物音が聞こえる幻聴。24歳時に人の声に聞こえるようなザワザワが1週間程度聞こえる体験をしている。27歳には再び幻聴と何か自分の悪口が言われているような体験があり，自殺未遂。その後同様のことがたびたび出現するようになる。29歳A病院受診。抗てんかん薬はPHT＋PB→PB＋VPA→PB＋CBZ→PB＋CLB→PB単剤。発作が消失すると精神症状が悪化する。精神症状は不変，レボメプロマジン最大800mg投与したが無効。ハロペリドール，リスペリドン，オランザピン，ペロスピロンなど試すが，効果は一時的であった。A病院には5回の入院歴あり。42歳より当院通院中。

精神症状の内容，発作との関係：1ヵ月のうち発作後の数日間は精神症状消失する。その後女の叫び声や「死ね」という幻聴，家の中を覗かれている感じや，追跡妄想，自己臭幻覚，体感幻覚などがあり，悪化すると家を出て，徘徊する。しばしば徘徊中に発作出現し，下顎骨折などの外傷を負う。発作出現と同時に精神症状は消失する。これを繰り返す。

その後の経過：幻覚妄想状態は44歳アリピプラゾール12mg追加してやや軽減。その後クエチアピン開始。50mgとしてから徐々に幻聴が軽くなり，最終的には完全に消失。その時点で発作は月に1〜2回持続し，顔面を骨折することが年1回程度。その後LTG300mgで発作が年2〜3回に減少。さらにLEV250mgで痙攣，転倒がなくなり，新たに出現した複雑部分発作のみとなる。精神症状の悪化は見られない。

解説

精神症状も重症でしたが，発作で転倒して骨折することが多いため，抗てんかん薬を大幅に減らすことが出来なかった症例です。最終的に抗精神病薬の調整で，精神病が良くなりましたが，多くの症例では，抗精神病薬が無効です。

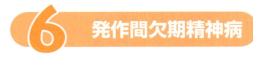

発作間欠期精神病

ポイント

☑ てんかん発作との時間的関連のない発作間欠期精神病に対しては統合失調症と同じく，抗精神病薬の投与を行う

　てんかん発作とは直接の時間的関係がなく出現する精神病を言います。多くは急性の精神病で回復しますが，時には慢性精神病となることもあります。経過は様々で初発時に急性一過性に回復するか，慢性になるかの予測は困難です。

　治療は統合失調症と同じく抗精神病薬の投与です。慢性の症例に対し，ZNS，PHTをCBZなどへ変更するなどの抗てんかん薬の調整を行っても症状はあまり改善しません。

　ゾテピン，クロザリルはてんかん発作を悪化させると言われていますので好ましくありませんが，他の抗精神病薬の投与は通常大きな問題はありません。ただしオランザピンは少し発作が増えるという報告があり注意が必要です。また発作が頻回に出現している難治てんかんの方では，他の抗精神病薬で発作が増えることも時にありますので，てんかん発作の変化には一応注意を払う必要があります。

症例25　発作間欠期精神病（急性精神病）を示した会社員

　40歳女性。症候性部分てんかん。家族歴，既往歴に特記すべきことなし。20歳早朝起床時のGTCで発症。VPA開始。その後年に1～2回のGTC。24歳時月に3～4回GTC出現。このうち1回はCPSからGTCへ。入院でPHT単剤へ変更。その後も怠薬で月1回GTC出現。30歳に怠薬で日に5回GTC出現し入院。以後は服薬やや規則的となり年に2～3回のGTC。発作型は二次性全般化発作で，前兆なく意識消失，転倒し全身の強直間代発作。年に2～3回。怠薬時に多い。一度だけ会話中に話が途切れ宙を見ている感じから転倒。

精神症状の経過：38歳幻聴出現。「人の言うことを被害的に感じる」1ヵ月後受診時PHT42μg/mlと高いため375mg → 350mgへ。さらに1ヵ月後，精神科の病院受診。「投薬するほどではない」3ヵ月で終診。以前からPHT濃度不安定のためPHT → CBZへ徐々に変更。39歳，幻聴，妄想再発。アリピプラゾール6mg開始。徐々に増量18mgへ。3ヵ月後幻聴，妄想消失。その後もアリピプラゾール18mg継続。40歳PHT中止し，CBZ800mg単剤へ。その後も幻聴，妄想とも見られないが，現在でも「以前高校生が話していたのは事実」と言っている。

精神症状の内容：「暴力団員の2号さんになって莫大な財産を受け継いだという話

が鉄道会社に流れている。その話を鉄道で通学する高校生が話している」「現在すんでいる自室の両隣は空室だが，隣から，あなたはパソコンをする必要ない，という声が聞こえてくる」その後アリピプラゾール増量により「ある日怖い人たちが高校生を脅していた。その日から高校生が自分のことを言わなくなった」と発言。その後幻聴・妄想消失。

症例26　発作間欠期精神病（慢性統合失調症様精神病）を示しているレンノックス・ガストー症候群の女性

50歳代。家族歴，既往歴に特記すべきことなし。5歳発症。非定型欠神発作，強直発作，脱力発作，強直間代発作（GTC）などが出現。抗てんかん薬投与するが発作は不変。43歳から幻聴，妄想時々出現。

精神症状：「誰かから悪口を言われている」「近所の子供が自分のことを言っている」「家の中を覗かれている」「近所の人に自分の家の中での行動が監視されている」症状出現時も発作頻度は不変。リスペリドン6mgで落ち着いているが完全には消えず，時々妄想を訴える。家族との会話は普通に出来ている。表情は穏やかで，疎通性はよく，喜怒哀楽は普通に表出される。

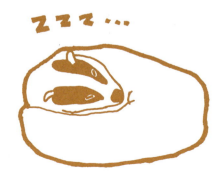

7 てんかんの性格特徴

ポイント

- ☑ ほとんどのてんかん患者さんには特徴的な性格はない
- ☑ 一部のてんかん患者さんはそのてんかん分類に特徴的な性格を示す
- ☑ 多くの側頭葉てんかん，前頭葉てんかんの患者さんには目立った性格特徴はない
- ☑ 一部の側頭葉てんかんの患者さんは几帳面で早寝早起き，話が回りくどいなどの特徴を示す
- ☑ 一部の前頭葉てんかん患者さんでは，生活が不規則になりやすい，些細なことで激怒しやすいなどの特徴を示す
- ☑ 特発性全般てんかん，特に若年ミオクロニーてんかんの患者さんでは，生活が不規則になりやすい，怠薬が多い，人付き合いが好きで友人が多いなどの特徴がしばしば見られる

　てんかん患者さんに特徴的な性格，すなわち「てんかん性格」なるものは存在するのかということは昔から議論されてきました。結論から言えば，ほとんどのてんかん患者さんは特徴的な性格を示しません。一部の患者さんには特徴的な性格が見られますが，この場合も単一の「てんかん性格」というものはなく，てんかん症候群によって違いがあります。

　てんかんだけでなくすべての脳器質性疾患は性格の変化を起こす可能性があると考えられます。そして性格変化は原因疾患よりも障害されている脳の部位や障害の程度によるのだろうと思います。

　以上のことから，患者さんの性格を見て，てんかんかそうでないかが分かる訳ではありません。ただてんかんであると診断がついている人について言えば，時にはてんかん症候群分類の参考になることがあります。知っていて損はないと思います。

A. 側頭葉てんかんの性格特徴

　ほとんどの側頭葉てんかんの患者さんでは性格特徴は見られないとされています。ただ一部には以下のような性格特徴の見られる例があります。

- 几帳面で真面目。服薬もきっちりしている。早寝早起き。
- 話が長く，同じような内容を繰り返し言い続ける。こだわりが強く，一つの話題からなかなか離れられない。
- ユーモアが理解出来ない。このためお笑い番組は見ない。

このような性格を示す人で特発性全般てんかんであることはまずありません。

B. 前頭葉てんかんの性格特徴

側頭葉てんかんと同じく多くの症例では性格特徴が目立ちません。しかし一部の患者さんでは，特発性全般てんかんに似てルーズなところがあります。また一部の患者さんでは感情の起伏が激しく，些細なことで激怒するという特徴が見られます。

C. 特発性全般てんかんの性格特徴

特発性全般てんかんでは小児欠神てんかんと若年ミオクロニーてんかんの性格特徴がよく知られています。

小児欠神てんかんの特徴

小学校低学年では，反応が早く人なつこいため，聡明な子供と思われますが，学年が上がると注意の持続が困難で学業成績が次第に低下すると言われています。成人になっても集中して技能を身につけることが苦手で，社会適応は3分の1で不良とされます。注意障害と空想癖を伴うことが特徴です。

若年ミオクロニーてんかんの特徴

基本的に明るくこだわりが少なく人付き合いが好きなので友人が多いという長所があります。一方で何事にも少しルーズで，夜遅くまで起きている方が得意なため，生活が不規則になりやすく，薬の飲み忘れが多いという短所があり，これが原因で発作を起こすことがしばしば見られます。さらに，反省は一時的で同じ失敗を何度も繰り返すという特徴があり，生活指導，服薬指導をいくらしても一向に改善されないという事態に陥ります。

成人患者を診る場合，若年ミオクロニーてんかんには時々出くわしますが，多くの症例で上記の性格特徴が見られ，診断的価値があると思われます。このような性格のてんかん患者さんを診た場合，ミオクロニー発作の有無や，発作の好発時刻を確認することは重要です。ただし前頭葉てんかんとの区別はつきにくいので性格だけに頼っては診断してはいけません。

特発性全般てんかん特に若年ミオクロニーてんかんで見られる性格特徴

医院では困り者。でも愛すべき患者さん達

　特発性全般てんかん中でも若年ミオクロニーてんかんの患者さんたちは他のてんかん患者さんにはあまり見られない性格特徴があります。

　診察場面でまず気づかれるのは，「人なつこさ」です。初診時からとても愛想良く話してくれます。「この人は昔から私の友達だったかな」と一瞬錯覚を起こさせる位です。ただ発作の誘因を尋ねると怠薬，睡眠不足，深酒などが多く，普段から生活が不規則で，「この先大丈夫だろうか」と少し不安になります。それでも「これからは規則正しい生活をして，薬の飲み忘れをしないようにしましょう」と指導すると，「はい，頑張ります」ととても良い返事が返ってきます。

　「私の説明の仕方が良かったのかな。これでこれからは発作がなくなるだろう。とても気持ちの良い患者さんだ」などと思われますが，2回目の診察日に早くもその幻想は打ち砕かれます。大幅に遅刻してくるのはまだ良い方で，予約の日に受診しないことがしばしばあります。いつまでたっても受診しないので，「もうとっくに薬は切れているはずだが」と心配していると突然電話が入り，「今朝で薬が切れたので診て下さい」と言う。来てみると顔にすりむいた痕が（いつ発作した？）「一昨日です」いろいろ聞くと「友達のパーティーがあってついつい朝まで飲んでしまって」（晩の薬は飲んだ？）「いや飲んでません」（朝は？）「帰宅してそのまま寝てしまって，少しして起きたところで発作になったみたいです」（それまでも薬ちゃんとは飲んでないよね）「すみません。薬がいつの間にか減ってきたので3日に1回のペースで飲んでいました」（予約の日に来なかったよね。）「あー今日気がついたんです。なんで薬がないのかな，と思ったら予約の日過ぎていることに気がついて，あーしまった，またやってしまった，と思ったのですが。すみません。今度は気をつけます。絶対です」

　1回発作を起こすと少しの間は懲りてきちんと薬を飲んでくれることもありますが，しばらく発作がないとまた油断して薬を忘れ，発作を起こしけがをする，ということの繰り返しです。飲み忘れが原因なので薬を増やしてもあまり意味はありません。友達は結構多くて，よく飲み会に誘われるのもやっかいな話です。若年ミオクロニーてんかんの患者さんを診ている医者ならこんな場面をいやというほど体験しています。

　ただある意味救われるところもあります。それは結構きつい発作を起こして顔をけがしても本人それほど落ち込んでいない，立ち直りが早いという点です。常に前向きで過去を振り返らないというのは長所でもありますね。

7章

日常生活・社会生活上の注意点

　てんかんは治療が長期にわたりますので，日常生活上の注意点を説明することは大変重要です。まずは初診時にしっかり説明しますが，問題点が明らかになれば再診時にも繰り返し説明が必要です。自動車運転については特に問題が大きいので詳しく述べます。

7章 日常生活・社会生活上の注意点

1 日常生活の注意

> **ポイント**
> - ☑ 抗てんかん薬は発作を抑制するだけの薬なので規則的に服薬する必要
> - ☑ てんかん発作の誘因としては睡眠不足が最も多い
> - ☑ 飲酒は少量なら問題ないが,大量では翌日発作を起こしやすくする
> - ☑ てんかん発作で最も危険性が高いのは入浴中などの水の事故である

A. 服薬について

　抗てんかん薬は治療薬ではなく,発作を抑制するだけの薬です。従って継続して服用しなければなりません。服薬は2年から5年,場合により一生続ける必要があります。発作が2年以上消失し薬を中止した場合の再発率は成人では40％あると言われています。

　発作がない患者さんでは薬の中止を希望する人がよくあります。ただ再発率40％と説明するとほとんどの患者さんが服薬継続を選択されます。

B. てんかん発作の予防には睡眠が一番重要

　睡眠についてはやはり早寝早起きが一番です。同じ時間睡眠を取っても遅寝遅起きでは頭がすっきりせず,発作が起きやすくなります。また出来るだけ毎日同じリズムで生活する方がよいでしょう。よくある誤りは,休日前夜更かしして休日は昼まで寝てしまうことです。こうすると休日の夜,寝付けなくて月曜日に睡眠不足で出勤することになってしまいます。月曜日によく発作を起こす人は要注意です。

　よく患者さんに「てんかん患者は最低何時間睡眠を取る必要がありますか」と質問されます。最適な睡眠時間は個人差が大きいのでその人が朝すっきり起きられて仕事中に特に眠気を感じない時間取れば十分です。

C. 飲酒は適量なら大丈夫

　アルコールは抗てんかん薬の副作用を増強するので眠気やふらつきが強くなることがあります。またアルコールは酔いが醒めるときに発作を誘発する作用があります。酔っている最中には発作はあまり出ません。大量飲酒ほど酔いが醒める時に発作を誘発しやすいことと,アルコールは睡眠を浅くしますので,睡眠不足も加わるため発作が起こりやすくなります。あまり酔わない程度の飲酒にしておくことが重

要です。

D. 水の事故（入浴，プール，海水浴など）

　てんかん患者の事故で，最も注意を必要とするのは入浴中などの水の事故です。
　家族が同居の場合，入浴時時々声かけする必要があります。たとえ短時間でも溺死しますので，長風呂は避ける方が安全です。家族がいない時や，寝静まってからの入浴は原則禁止ですが，どうしても入る場合は浴槽のお湯を抜いてからシャワーにするよう指導する必要があります。
　一人暮らしの場合は原則シャワーにすべきですが，どうしても浴槽に浸かりたい場合は，お湯を浅く張った上できつめの浮き輪をして溺れないようにしなければなりません。シャワーでも洗面器を使うのは危険です。一人暮らしでシャワーのみにしていたのに，洗面器の中に顔をつけた状態で亡くなっていた患者さんがいます。
　障害者施設での入浴の場合，てんかん発作がある人は必ず監視する必要があります。
　プール，海水浴は一対一の監視が絶対に必要です。
　浴槽，プール内での発作の対応については拙書「てんかん発作こうすればだいじょうぶ」を参照して下さい。家族には対応方法も伝えておく必要があります。

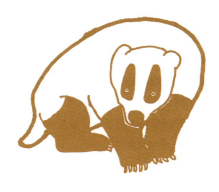

7章 日常生活・社会生活上の注意点

 自動車運転

ポイント
- ☑ てんかん発作による自動車事故を少なくするために最も重要なことは複雑部分発作を見逃さないことである
- ☑ 主治医は患者さんに道路交通法の規定を正確に伝える必要がある
- ☑ 覚醒中の運転に支障のある発作が2年以上なければ自動車運転は可能
- ☑ 申告は免許取得時と更新時で，5年以内に見られた症状の有無のみ
- ☑ 自動車運転の可否を決定するのは公安委員会で主治医ではない

A. 複雑部分発作を見逃さないことが重要

　てんかん発作による自動車事故を少なくするために医師の出来ることは何でしょうか。重要なことは次の二つです。

1. 複雑部分発作を見逃さず適切に治療する。
2. 患者さんに道路交通法の規定を正確に伝える。

　特に一つ目は重要です。てんかん発作が見逃され適切に治療されていないと事故になる危険は高くなります。てんかん発作の中で事故を起こす危険があるのは覚醒中に起こる「てんかん大発作」と複雑部分発作，発作時手足の自由が利かなくなる単純部分発作，欠神発作などです。このうち欠神発作は成人ではレンノックス・ガストー症候群を除いてほとんど見られなくなります。レンノックス・ガストー症候群は通常知的障害を伴い，他の発作も多いので運転免許を取得するという話にはなりません。
　意識があって手足の自由が利かなくなれば，通常本人がその存在に気がつきます。また覚醒中の「てんかん大発作」が見逃されることはありません。
　ところが複雑部分発作はたとえ覚醒中に起こってもよく見逃されます。見逃されるパターンは以下の三つが考えられます。

1. 複雑部分発作のみがあり，てんかんと診断されていない。
2. 「てんかん大発作」（実は二次性全般化発作）と複雑部分発作があるが，「てんかん大発作」にしか気づかれていない。
3. 発症時「てんかん大発作」のみだったが，経過中に複雑部分発作が出現し，これについて見逃されている。

最初が一番問題です。無治療なので発作の回数が多く，事故の確率が非常に高くなります。本人が症状に気がついて運転を自粛している場合もありますが，本人が症状に気がついていない場合には運転をしていますので極めて危険です。

二番目の場合は抗てんかん薬治療が開始されますので，二次性全般化発作とともに複雑部分発作が止まれば問題ありません。ただし複雑部分発作は二次性全般化発作に比べて少し止まりにくいので，医師と患者双方が複雑部分発作をてんかん発作と認識していなかった場合に，発作が続いているのに放置される危険があります。

三番目はてんかん専門医でも見逃す危険があります。初診時には複雑部分発作がないことは確認できていても，経過中に出現した発作を短い再診時に確実に聞き出すことは時に困難です。二次性全般化発作が止まると同時に複雑部分発作が出現する例が比較的多いので，二次性全般化発作が止まった時には特に注意して症状を聞く必要があります。

複雑部分発作に特に注意が必要な理由は，見逃されやすいことに加えて「てんかん大発作」よりも頻度が多いことです。未治療の場合でも「てんかん大発作」は多くて月数回まで，通常は月1回程度ですが，複雑部分発作は未治療であれば毎日数回に及ぶことがあります。また治療を開始した後で二次性全般化発作が止まっていたとしても，気づかれていない複雑部分発作が月に数回程度続いていることも珍しくありません。頻度が多いほど事故の確率は高くなりますので，複雑部分発作を見逃さないように注意しましょう。

B． 患者さんに道路交通法の規定を正確に伝える

医師がしなければいけない重要なことの二番目は患者さんに運転免許に関する道路交通法の規定を正確に伝えることです。

細かいことは患者さん自身が運転免許相談窓口などで聞いたら良いと思いますが，主治医もある程度の知識が必要です。ポイントは以下の通りです。

・覚醒中の運転に支障のある発作が2年以上なければ運転は可能
・申告は免許取得時と更新時で，5年以内に見られた症状の有無のみ

7章　日常生活・社会生活上の注意点

> 表　一定の病気に係る免許の可否等の運用基準（てんかん関連のみ抜粋）
>
> 以下のいずれかの場合には拒否等は行わない。
> 1．発作が過去5年間以内に起こったことがなく，医師が「今後発作が起こるおそれがない」旨の診断を行った場合
> 2．運転に支障をきたす発作が過去2年間以内に起こったことがなく，医師が「今後，x年程度であれば，発作が起こるおそれがない」旨の診断を行った場合
> 3．医師が，1年間の経過観察の後「発作が意識障害及び運動障害を伴わない単純部分発作に限られ，今後，症状の悪化のおそれがない」旨の診断を行った場合（ただし上記2の発作が過去2年間以内に起こったことがないのが前提）
> 4．医師が2年間経過観察をした後「発作が睡眠中に限って起こっており，今後症状悪化のおそれがない」旨の診断を行った場合

　表の内容を解説します。表のいずれかの場合は運転免許が可能になるという意味です。

　運転に支障をきたす発作というのは，意識がなくなる発作と意識があっても運動障害を伴う発作です。従って単純部分発作のうち自覚症状のみで運転操作に支障がない発作は続いていても構いません。また睡眠中の発作も運転には関係ないので，出現していても問題ありません。

　発作消失2年間という期間についてですが，欧米の大半の国や州では1年以上で許可されますので，日本の基準は非常に厳しいと言えます。

　なお，大型免許と第2種免許については無投薬で5年間発作がないことが条件になっています。大型トラック，バス，タクシーの運転は事故になった時の影響が大きいため欧米でも同じように厳しい条件が課されています。

■ C.　てんかん発作の申告

　免許取得時と免許更新時には過去5年以内の発作の有無を申告しなければなりません。5年以内に発作があると申告すると，事情を確認された上で主治医の診断書を求められます。免許更新の場で他の人と違う扱いを受けるのは，周囲の人の目が気になるという患者さんも多いので，あらかじめ運転免許センターに連絡を取り，先に診断書を提出しておくという方法もあります。こうすると免許更新当日特に事情を確認されることはありません。

　申告は病名ではなく状態ですので，てんかんで治療中の患者さんでも5年以内に

該当する症状がなければ，「症状がありましたか」の質問に「いいえ」とチェックして申告終了です。この場合には診断書の提出は不要です。

　長年発作がない患者さんが，薬を服用しているので「いいえ」にチェックしてはいけないと勘違いして「はい」にチェックしてしまい，結局診断書の提出が必要になってしまったことがありました。事前に詳しく説明しておく必要があります。

　申告は義務化され，罰則も設けられましたが，5年以内の症状のみの申告になったことで，発作が止まっている患者さんは，てんかん等の病気のない方と同じように更新手続きが出来るようになりました。この点はてんかんという病気に対する差別をなくすためには一歩前進だと思います。

D. 運転免許に関する診断書

　診断書は原則として主治医が書くことになっています。それは主治医が患者さんの状況を一番よく把握しているはずだからです。ただ近年てんかん患者さんによる大きな自動車事故が報道され，診断書を書くことに不安を感じている医師が多いのではないかと思います。いくつかの注意点を挙げておきます。

　まず免許を許可するのは公安委員会であって，医師ではありません。医師は通常の診察から得られた情報から考えられる通りの内容を診断書に書けば良いのです。故意に虚偽の診断書を書かなければ罪になることはありません。

　医師の皆さんが一番心配に思われているのは先の表にもありましたが，「今後発作の起こるおそれがない」または「今後症状の悪化のおそれがない」という部分だと思います。今後発作が起こったり症状が悪化したりするおそれがないとは誰にも保証はできません。それはてんかんでない運転者でも同じことです。ではどういうことかというと，発作が起こる可能性や症状が悪化する可能性が医学的に見て高くないということです。てんかんという病気は進行性ではありませんので，症状が安定している場合，薬を中止したり変えたりしなければ悪化することは通常ありません。これまでも規則的な通院・服薬をしている患者さんで，今後も通院・服薬を続ける予定であり，減薬または断薬の予定はないという条件を満たせば診断して問題はないと考えています。

　これらの条件を満たした上で「今後発作の起こるおそれがない」旨の診断書を書き，その後その患者がてんかん発作で自動車事故を起こしたとしても医師の責任は問われません。

　「発作が過去2年以内に起こったことがなく，今後x年程度であれば発作の起こるおそれがないと認められる」のxの年数は整数を書くことになっていて，2～3年と書くことが多いようです。この年数は，発作がないことを主治医が保証できる期間という意味ではなく，次回診断書を出す時期すなわち発作がどうなっているか

再度確認する時期は何年後が適当かという意味です。2年と書けば2年後に診断書を出す必要があります。最終発作から5年経過した時点で再度確認するのが適当であると考えれば，最終発作から2年が経過した患者さんの診断書には3年と書き，3年経過した患者さんには2年と書き，4年経過した患者さんには1年と書くことになります。1年毎に再確認するのが適当だと主治医が考える場合は，2年を経過した患者さんでも1年と書き，5年が経過するまで毎年診断書を出すということになります。

E. 運転に支障のある発作が2年以内に起こった場合は

　診断書を書く時点で，覚醒中運転に支障のある発作が2年以内に起こっていた場合はどうなるか見てみます。

　1年半以上経過していれば，6ヵ月以内に運転が許可される状態になると見込まれますので，その旨の診断書を提出し，免許は一時停止になります。2年経過した時点で発作がなければ，その時点で診断書を提出し，運転免許は再び有効になります。

　1年半も経過していなかった場合は，その旨の診断書を提出することによって，免許取り消しの処分になります。ただし処分されてから3年以内に最終発作から2年が経過すれば，その時点で診断書を提出し，免許更新時と同じ程度の簡単な検査を受け，免許を復活してもらえます。

F. 患者さんから診断書を求められたら断らない

　事故に関わることを恐れて，2年以上発作がない患者さんの診断書を書かないとか，自動車運転を主治医が禁止するのは明らかに過剰反応です。主治医は，道路交通法の規定を正確に伝え，患者を指導することは必要ですが，法律の規定を超えて医師が患者の権利を侵害することは許されません。診断書についても自己保身のために書くことを拒否することは問題です。

　複雑な事例でどうしても主治医が書けない場合は，公安委員会が委託した専門医を受診し，免許の適性を判断するという方法があります。

発作がなく自動車運転をしていた患者さんが，久しぶりに発作を起こしてしまった場合，すぐに申告をする必要がありますか。

発作が覚醒中で運転に支障をきたす場合，2年間は法律上運転できないことを患者に伝える必要があります。申告は免許更新時ですので直ちに申告

する義務はありません。ただ必ず5年以内に免許の更新時期が来ますので，次回更新時には申告して診断書を提出する必要があります。免許の更新時期がいつになるかによって，許可されるか停止または取り消しの処分になるかが変わってきます。

どうしても自動車の運転が必要な人がきたらどうしたらよいですか。例えば通勤に自動車が必要な人とか。主治医が運転を禁止すると患者さんから怒鳴られるとか，受診しなくなるなどの事態になりませんか。なかには治療を受けていなければてんかんではないから運転してもよいと考えて，受診しない患者さんがいるかもしれません。

受診しなくなるのは最悪ですのでこれを避けることが必要です。初診時に医師患者関係を良好に築くことが重要だと思います。

　問診の段階で自動車運転について，現在運転しているかどうかや運転の必要性を聞いておきます。発作症状，現在の頻度などを十分聞いて，脳波所見やてんかんの説明，今後の治療方針，日常生活上の注意点などすべて説明してから，運転に支障のある発作が持続している場合自動車運転は法律上禁止されていることを伝えます。すなわち医師の最大の関心は患者の健康や安全であることを明確に伝えてから，自動車運転の話に入った方が良いと思います。十分話を聞かずにいきなり運転禁止を宣告すれば，医師の関心は，社会から危険な患者を排除することにある，または医師の自己保身にあると思われても仕方ありません。発作のため自動車運転をしてはいけない患者さんは，入浴中に発作で溺死する危険がある患者さんですので，入浴中の注意を伝えることを忘れてはいけません。

　自動車運転の話をする場合でも2年発作が止まれば運転可能となることや，治療を受けていないからてんかんではないから罪にならないのではなく，意識消失を本人が知っていて運転するのはそれだけで十分罪になることなどまた法律上の規定を詳しく伝えることが必要です。

　ただ，これらの説明にはかなり長い診察時間を必要とします。説明の時間が取れなければ，運転免許センターや警察の運転適性相談窓口などで十分な説明を受けてもらうのが良いと思います。

MEMO

施設の嘱託医を引き受けた時に読む章

　精神科医をしていますと，知的障害者施設の嘱託医を引き受けることがあると思います。施設の入所者の中にはてんかん発作を持つ人がかなりいます。多くの人は発作がないかあっても軽いのですが，一部に難治てんかんの患者さんがいます。その人の治療をどうするか嘱託医に相談されることになります。

章　施設の嘱託医を引き受けた時に読む章

1 知的障害者に見られるてんかんの特徴

ポイント
- ☑ 知的障害者はてんかんの合併率が20〜40％と高い
- ☑ 前頭葉てんかんやレノックス・ガストー症候群が多い
- ☑ 発症年齢が早く多くは成人に達するまでに発症する
- ☑ 6〜7割は発作が消失するが，一部は極めて難治である

A. てんかんの有病率が高い

　一般人口でのてんかんの有病率は0.8％程度です。これに対し知的障害者では20％がてんかんを合併し，重度知的障害者に限れば合併率は40％に上ると言われています。施設入所者の大半は重度または最重度の知的障害を持つと考えられますので，てんかんを合併する人はかなり多いと思います。

B. 前頭葉てんかんやレノックス・ガストー症候群が多い

　成人てんかん患者では症候性部分てんかんが最も多く，その中では側頭葉てんかんが最多で，次が前頭葉てんかんになります。若年ミオクロニーてんかんを中心とする特発性全般てんかんも一定の割合で存在します。

　知的障害者でも症候性部分てんかんが最も多いことは同じですが，その中では前頭葉てんかんが最多になり，側頭葉てんかんは少数派です。また特発性全般てんかんは知的障害者にはほとんどいません。そしてレノックス・ガストー症候群を中心とするてんかん性脳症が一定の割合で存在します。

　当院に通院している知的障害者の調査では，施設入所または作業所通所中の220名中レノックス・ガストー症候群が30％，症候性部分てんかんが55％という結果でした。当院にわざわざ通院する方は施設の中で特に発作のコントロールが不良の人なので，施設入所者全体ではレノックス・ガストー症候群の人の割合はさらに少ないと思います。ただし当院の調査で発作が週単位または日単位で出現している難治てんかんではレノックス・ガストー症候群が過半数を占め，次いで前頭葉てんかんとなっており，難治てんかんではレノックス・ガストー症候群の治療が重要になってきます。

　さらにはどのタイプのてんかんか明確に分類できない症例が多いことも特徴です。全般発作と部分発作を併せ持っていることも稀ではなく，さらには発作症状が典型的ではなくてどの発作にも分類できないために，てんかん分類が決められない

174

症例もあります。

C. 発症年齢が早い

　当院に通院中のてんかん患者さんの発症年齢は平均16歳前後ですが，知的障害者では平均7歳前後とかなり早くなっています。つまり精神科医が診るずっと前からてんかんの診断はついていることがほとんどです。例外は自閉症の場合で，てんかんの発症は幼児期と思春期の二峰性と言われていますので，施設入所後にてんかんを発症し，嘱託医に相談されることもあり得ます。

D. 必ずしも難治とは限らないが一部は極めて難治

　知的障害者でも発作が止まらないのは3～4割で，多くの人は発作消失しています。ただレンノックス・ガストー症候群や前頭葉てんかんの人は難治で，発作が頻回に出現する人も多く，しばしば転倒を伴うため日常生活上の危険を伴います。この一部の難治てんかんにどう対応するかが問題となります。

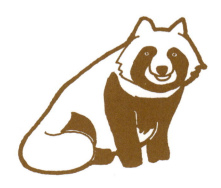

施設入所者の難治てんかんを診る際の問題点

ポイント
- ☑ 施設入所者の難治てんかんではてんかんの分類診断が困難
- ☑ 症状が発作か副作用か知的障害のためなのか判断が困難
- ☑ てんかん専門の医療機関への通院が困難

A. てんかんの分類診断が困難

　過去の病歴特に発症年齢が不明，脳波検査が施行困難，現在の発作症状がよく分からないなどの理由でどのタイプのてんかんがよく分からないことがあります。そうなると現在の投薬が適切かどうか，この先投薬を変更する場合にはどの薬剤が良いのかという判断が困難になります。

B. 症状の把握が困難

　例えば「ぼーっとしている」のが発作なのか，薬の副作用による眠気なのか，知的障害によるものなのか，の判断がつきにくいという問題があります。発作か副作用かで対応は正反対になります。

C. 専門の医療機関受診が困難

　分類診断，病状の把握，治療方針確定が困難であれば，一度てんかん専門の医療機関を受診すれば良いのですがこれが極めて困難です。
　てんかん専門の医療機関は多くが都市部にある大病院です。施設の多くは交通の不便な所にあり，職員の数は不足しており，連れて行くのが大問題です。また大病院は待ち時間が長く，他に多くの患者さんが待っている中で，大声を出したり，歩き回ったりする場合には診察まで待つことが困難です。将来遠隔医療が一般化するまでは受診は難しいでしょう。
　つまり専門医でも診断・治療に難渋する患者さんを，専門医ではない嘱託医が何とかして診ることが必要なのです。

専門医でも難しいことを専門医でない精神科医ができるのでしょうか。

 出来ることには限りがあります。ここまではやっても良いというポイントを知っておくことが重要です。次回詳しく解説します。

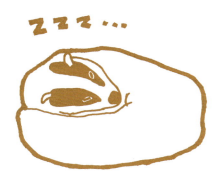

知的障害を伴う難治てんかんを診る

ポイント
- ☑ 現在の発作症状について短期間でよいので見たままを記録する
- ☑ 日常生活に支障のある発作の頻度を把握する
- ☑ てんかんの分類診断を試みるが不可能でも構わない
- ☑ 旧来薬はすでに投与されていることが多いので，新薬の中から多くの発作型に有効な薬剤を選択する
- ☑ 過剰な投薬はできるだけ避ける
- ☑ 発作消失例に対する減薬は慎重に判断する

A. 現在の発作症状，発作頻度を把握する

　　現在の発作症状の把握には二つの目的があります。

　　第一の目的は現在の発作がどの発作に分類されるのかを知ることです。てんかん発作の分類が出来れば，てんかん症候群分類は簡単にできますので，今後の治療方針が立てやすくなります。この目的のためには発作の詳細な観察が必要です。期間を区切って代表的な発作を1〜2回で良いですので詳しく記録してもらうと良いと思います。この場合は発作の始まりから完全に回復するまでを，出来るだけ詳しく，見た通りを書き留めてもらうのが良い方法です。「痙攣」や「自動症」などの用語を使うと実際どのような動きがあったのか分からなくなってしまいますので注意が必要です。

　　第二の目的は投薬調整による効果判定の資料にすることです。この場合は発作症状の詳細な把握よりも，発作の長さ強さの変化，頻度が重要になります。難治てんかんの場合発作頻度が非常に多いので，すべての発作を詳細に記録するのは手間が掛かります。日常生活上支障の大きい発作に絞り，頻度の多い発作については，発作症状をすべて文章で記録するのではなく，発作の種類毎に予め決めておいた記号と持続時間だけの記録にするなど施設職員の仕事の効率を考えた方法を取るとよいと思います。

B. 出来ればてんかん症候群分類を行う

　　主としてレンノックス・ガストー症候群か症候性部分てんかんかという鑑別を行うのですが，それよりも重要なのはドラベ症候群でないか考えてみることです。というのはドラベ症候群であればPHT, CBZ, LTGで発作が悪化する危険があるから

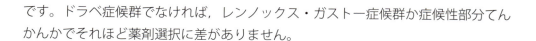

です。ドラベ症候群でなければ，レンノックス・ガストー症候群か症候性部分てんかんかでそれほど薬剤選択に差がありません。

C. 多くの場合旧来薬はすでに投与されている

　多くの患者さんはすでにてんかんとして治療されています。特に難治てんかんは発症年齢が早いことが多いので，多くの薬が試され，通常多剤投与になっていることが多いと思います。PHT，CBZ，PB，VPAなどの薬は必要ならすでに投与されているはずですので，ZNS以降の薬を試すかどうかが検討課題となります。

　これらの薬の中では，ZNS，CLB，TPMはドラベ症候群を含むどのタイプのてんかんに試しても効く可能性があります。特にZNSとTPMは前頭葉てんかんにより効果があると言われていますので，知的障害を伴うてんかんには期待が持てます。GBPは症候性部分てんかんにしか効果がなく，効果はやや弱めで，ミオクロニー発作を悪化させるため，知的障害の人にはあまり向かないような気がします。LTGはレンノックス・ガストー症候群には良く効きますが，ドラベ症候群を悪化させますので注意が必要です。症候性部分てんかんに対しての効果はレンノックス・ガストー症候群と比較してやや劣る印象があります。LEVは症候性部分てんかんには効果がありますが，レンノックス・ガストー症候群に対してはあまり効果がありません。また少しイライラしやすいという副作用が気になります。RFNはレンノックス・ガストー症候群にのみ効果があります。

D. 知的障害を伴う難治てんかんに対しては過剰な治療を避ける

　残念ながら知的障害を伴う難治てんかんでは，てんかん専門医が治療をしても発作が改善されないことが多く見られます。発作改善を追求するあまり，眠気，ふらつき，行動障害の悪化などの副作用を招いてはよくありません。発作と副作用のバランスを取って，本人の日常生活に支障のない薬に調整する必要があります。このためにも薬を追加した前後で良くなったかどうかを正しく見極めて，効果がなければ漸減中止し，不必要に薬を増やさない努力が必要です。

E. 発作消失例の薬はそのままが無難

　5年10年発作が止まっている症例の薬を減らすかどうか時に相談を受けます。結論から言えば目立った副作用がなければ，薬はそのままの方が無難です。もし副作用があれば慎重に減量し，副作用がなくなったらそれ以上の減量はしない方が良いでしょう。知的障害があれば薬を中止した時の発作再発率はより高いと言われて

います。またもともとの発作について記録がないことも多く，発作が出現した時の対処方法も準備がしにくいという問題もあります。家族が強く希望した時は，以前の発作症状をよく確認し，場合により痙攣発作重積状態が起こる，転倒してけがをするなどの危険性も伝えた上で時間をかけて漸減することです。

レンノックス・ガストー症候群の患者さんです。発声し両上肢挙上する発作が頻繁に起こります。1回は数秒から30秒程度ですが数分ごとに繰り返して1時間以上止まらないこともあります。こんな時はどうしたら良いのですか。救急搬送すべきなのか，ジアゼパムの座薬を使った方が良いのか，どうですか。

強直発作が連続して起こることは多いのですが，通常発作と発作の間には意識が戻っていますのでてんかん発作重積状態ではありません。従って救急搬送すべき状態ではありません。救急搬送しても救急の医師がレンノックス・ガストー症候群のことに詳しいとは考えられず，対応に困られると思います。ジアゼパム静注で治まることもありますが眠気のため再び強直発作が出やすくなる可能性もあります。同様にジアゼパムの座薬を使った場合でも，いったんは発作間隔が開いてもまた強直発作が出やすくなる可能性があるので，あまりお勧めできません。いつかは止まりますので何もしないで待つ方が良いでしょう。PHT内服中であればPHTを100〜200mg臨時に内服させると眠気が出ずに発作が止まることがあります。PHT追加でふらつきが出現した場合は，臨時で追加したのと同量を定期薬から減らすと良いでしょう。

症例27　てんかん発作重積状態（？）を繰り返すレンノックス・ガストー症候群の女性

25歳女性。2歳から発作出現。最重度精神遅滞。
　数年前から発作が頻回で寝たきりになっている。全身痙攣する発作が毎日出現する。起これば必ず連続するためその度にジアゼパムの座薬10mgを使っている。日に2〜3回使用。内服薬はPHT300mg＋VPA1600mg＋ニトラゼパム（NZP）10mgであった。
　母親付き添いで入院。入院時から発作は数分毎に連続して出現していたが，強直間代発作ではなく，数秒間の強直発作であった。発作時にジアゼパムの座薬を使うことはやめ，観察のみとし，NZPを漸減中止する方針を伝えた。入院初日の夜間，予想通り母がナースコールを頻回に鳴らすので，主治医が病棟に行き母と再び面談。何もしなくても必ず良くなることを伝える。入院直後の数日間は強直発作がほとんど一日中続いていたが，意識は途中回復するため食事は可能であった。その後徐々

に発作のない時間帯が増えていく．強直発作の単発は毎日頻回であったが1ヵ月月後には強直発作の群発はほとんど起こらなくなる．そんなある日，付き添いの母が血相を変えてナースステーションに飛び込んできた．「うちの子がいません．私が少しだけ部屋を離れて戻ってきたらいないんです」寝たきりのはずなので何が起こったのか分からなかったが，看護師と病棟を探したところ，廊下の一番奥の所にいて，伝い歩きをしていた．「この子歩けるのね．いやー，よかったわー」と母親も大喜び．座薬を含めたベンゾジアゼピン系の薬がすべて中止になり，眠気がなくなると歩行は可能だった．日に数回の軽い強直発作は残り，言葉は相変わらず出ないが，群発はなく，散歩も可能になって退院した．

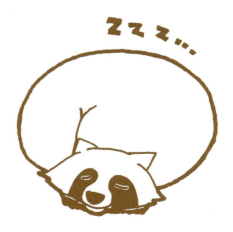

8章 施設の嘱託医を引き受けた時に読む章

4 知的障害を伴うてんかん患者さんの行動障害を診る

ポイント

- ☑ 行動障害とてんかん発作，投薬変更の時間的関連を検討する
- ☑ てんかん発作の前後に出現する行動障害は，発作を止めることが治療になる
- ☑ てんかん発作が急に消失して出現する行動障害は発作を出すことが治療になる
- ☑ 急性精神病による行動障害には抗精神病薬が有効

　知的障害を伴うてんかん患者さんを診るのはなかなか大変ですが，これに行動障害が加わるとさらに大変です。実際に一番精神科医が困るのはこのような場合だと思います。

A. 行動障害の原因

　行動障害には，自傷，他害，器物損壊，興奮，異食，こだわりなどがあります。知的障害を伴うてんかん患者さんで起こってくる行動障害の原因としては以下のことが挙げられます。

- ・てんかん発作の頻度が大きく変化した時に生じる精神症状
- ・抗てんかん薬の副作用
- ・急性精神病
- ・知的障害に伴う環境への不適応
- ・自閉症に伴う環境への不適応
- ・身体疾患による痛みなどの身体の不快感

　このうち最初の二つはてんかんを伴う場合にのみ起こり，それ以外はてんかんを伴わない知的障害の人にも起こります。知的障害を伴わない場合には，てんかんを持つ場合に急性精神病を起こす確率が明らかに増加します。しかし知的障害を伴う場合には，てんかんがあれば精神病を起こしやすいのかどうか，よく分かっていません。

　「てんかん発作の頻度が大きく変化した時に生じる精神症状」は発作の前後のみに出現するか，発作が急に消失して出現するものです。これは抗てんかん薬の調整により治療が可能な行動障害です。行動障害とてんかん発作の出現する時間的関係が診断の決め手になります。

　「抗てんかん薬の副作用」としての行動障害は多くの薬で出現します。通常最近

開始した薬が原因となりますので，長期間投薬を変更していない場合には，考慮する必要はありません。

「急性精神病」は通常幻覚妄想状態になりますが，知的障害ではその存在が分かりにくいのが問題です。独語，興奮，不眠，硬い表情などが急に出現し，治療をしなければ一日中持続する場合に疑います。一日のうち短時間のみに出現する場合は精神病の可能性は低いと考えられます。

B. 行動障害の治療

原因により治療法は異なります。

「てんかん発作の頻度が大きく変化した時に生じる精神症状」は「6章てんかん性精神症状」で述べたように，発作の前後に出現する場合は，抗てんかん薬を増量して発作を少なくすることが治療になり，発作が消失して出現する場合は，抗てんかん薬を減量して発作を出すことが治療になります。

「抗てんかん薬の副作用」であれば疑われる抗てんかん薬を減量または中止します。

「急性精神病」であればリスペリドンなどの抗精神病薬を投与します。場合により睡眠薬の投与も行います。精神病が慢性化しなければ抗精神病薬の中止も可能ですが，慢性化する場合や再発を繰り返す場合は長期投与が必要になります。

自閉症に伴う行動障害のうち興奮，パニック，攻撃的行動には抗精神病薬が，うつ状態，こだわりには抗うつ薬が有効なことがあります。

参考文献

- Myers L（兼本浩祐監訳）．心因性非てんかん性発作へのアプローチ．医学書院．2015．
- Reuber M, Schachte S.（吉野相英監訳）てんかんとその境界領域 — 鑑別診断のためのガイドブック．医学書院．2017．
- Trimble MR 編（吉野相英監訳）．臨床てんかん next step — 知的障害・自閉症・認知症から併発精神障害まで．新興医学出版社．2013．
- 池田昭夫編．症例から学ぶ戦略的てんかん診断・治療．南山堂．2014．
- 井上有史編．"てんかんが苦手"な医師のための問診・治療ガイドブック．医薬ジャーナル社．2014．
- 兼本浩祐．てんかん学ハンドブック．第3版．医学書院．2012．
- 兼本浩祐，丸栄一，他編．臨床てんかん学．医学書院．2015．
- 川崎淳，日本てんかん協会編．てんかん発作こうすればだいじょうぶ．クリエイツかもがわ．2014．
- 中里信和．ねころんで読めるてんかん診療 — 発作ゼロ・副作用ゼロ・不安ゼロ！メディカ出版．2016．
- 松浦雅人，原恵子編．てんかん診療のクリニカルクエスチョン200．第2版．診断と治療社．2013．
- 吉野相英．<u>てんかん診療スキルアップ</u> ＜精神科臨床エキスパート＞．医学書院．2014．
  └─ 第3章　最低限知っておくべき脳波判読は一読の価値あり．

索 引

（——は上記の単語を表す）

英 語

A

AZA: acetazolamide	*148*

C

CBZ: carbamazepine	*96, 105, 110, 145-148*
CLB: clobazam	*80, 128, 148*
CYP450	*103*
CYP450 酵素	*103*
CZP: clonazepam	*130, 148*

D

DIHS: drug induced hypersensitivity syndrome	*98*
DMCLB: desmethylclobazam	*129*
DZP: diazepam	*130, 148*

E

ESM: ethosuximide	*147*

G

GBP: gabapentin	*80, 139, 148*

L

LCM: lacosamide	*144, 148*
LEV: levetiracetam	*135, 148*
LTG: lamotrigine	*115, 131, 148*

N

NZP: nitrazepam	*148*

P

PB: phenobarbital	*115, 123, 145, 148*
PER: perampanel	*143, 148*
PHT: phenytoin	*96, 105, 118, 121, 145, 146, 148*
PRM: primidone	*125*

R

REM 睡眠行動異常症	*62*
RFN: rufinamide	*141, 148*

S

STP: stiripentol	*80, 142, 148*

T

Todd の麻痺	*20*
TPM: topiramate	*140, 148*

U

UGT: UDP-glucuronosyltransferase	*103*

V

VPA: valproic acid	*83, 114, 146, 148*

Z

ZNS: zonisamide	*126, 148*

日本語

あ行

アセタゾラミド	*148*
アルコール	*164*
意識消失	*68*
飲酒	*164*
ウエスト症候群	*44*
ウリジングルクロニルトランスフェラーゼ	*103*
運転免許に関する診断書	*169*
運動徴候を示す発作	*17*
エトサクシミド	*147*
嘔気・嘔吐	*22*

か行

海綿状血管腫	*64*
過運動発作	*26*
画像検査	*73*
ガバペンチン（GBP）	*96, 105, 110, 145-147*
カルバペネム系抗生物質	*115*
カルバマゼピン（CBZ）	*80, 110, 147*
肝機能障害	*98*
肝代謝酵素	*103*
記憶障害	
複雑部分発作後の——	*12*
発作後の——	*12, 15*
強直間代発作	*10, 20, 24, 44, 51, 53*
強直発作	*10, 33, 44*
薬の増量法	*85*
薬の添付文書	*101*
薬の投与方法の原則	*85*
口部自動症	*11*

さ行

クラリスロマイシン	*111*
クロナゼパム（CZP）	*130, 148*
クロバザム（CLB）	*80, 128, 147*
痙攣発作重積状態	*55, 56*
欠神発作	*10, 29*
定型——	*30*
非定型——	*29, 30*
血中濃度測定	*120*
現在の発作状況	*87, 94*
抗C型肝炎ウイルス薬	*111*
抗精神病薬	*111*
咬舌	*22*
交代性精神症状	*150*
交代性精神病	*156*
抗てんかん薬	*76, 80, 156*
——副作用	*98*
行動障害	*182*
催奇性	*98*
ジアゼパム（DZP）	*130, 148*
失禁	*22*
失語発作	*17*
失神発作	*50*
自動車運転	*106, 166*
歯肉増殖	*98*
自閉症	*182*
徐放剤	*116*
シルビウス発作	*46*
心因性非てんかん発作	*55, 59*
睡眠	*164*
スチリペントール（STP）	*80, 142, 148*
全身の筋肉痛	*22*
前兆	*24*
前頭葉自動症	*26*
全般発作	*10*

索　引

相互作用	102, 111, 115, 119, 124, 132
薬物動態学的――	102
薬力学的――	102
ゾニサミド（ZNS）	80, 126, 147

た行

体重増加	98
脱力発作	10, 33, 44, 53
多毛	98
単純部分発作	10, 11, 17, 18, 24, 51, 62
蛋白結合率	104, 115, 119
知的障害者	174
チトクローム P450	103
中心・側頭部に棘波をもつ良性小児てんかん	
	46
治療の開始	76
治療の終了	106
定常状態	104
てんかん	
――症候群	35
――症候群分類	36, 65
――診療	2
――診療，精神科医に期待される	2
――性精神症状	149, 150, 153
――性精神病	153
――性脳症	38, 44, 83
――大発作	20, 24, 50, 68, 77, 123
――とは	4
――の鑑別診断	48
――の原因	5
――の性格特徴	160
――の治療	75
――の分類診断	65
――発作症状	3
――発作の種類	10
――発作の申告	168
――発作の誘因	19
覚醒時大発作――	42
後頭葉――	39
若年欠神――	42
若年ミオクロニー――	31, 42, 137, 160, 161
症候性部分――	37, 39, 66, 68, 69, 70, 82
小児欠神――	29, 41, 162

小児後頭葉（ガストー型）――	46
潜因性/症候性全般――	37, 38, 44, 66
前頭葉――	39, 161, 174, 175
側頭葉――	10, 39, 138, 156, 160, 161
側頭葉――の複雑部分発作	14
点頭――	44
頭頂葉――	40
特発性全般――	
	37, 38, 41, 43, 68, 70, 114, 133, 160, 161
特発性部分――	37, 46, 66
乳児重症ミオクロニー――	45
転倒	22, 69
道路交通法	167
特発性全般てんかん	83
トピラマート（TPM）	80, 140, 148
ドラベ症候群	38, 45, 70

な行

難治てんかん	44
知的障害を伴う――	178
二次性全般化発作	10, 11, 20, 24, 51, 53
日常生活上の注意点	164
ニトラゼパム（NZP）	148
乳児重症ミオクロニーてんかん	38
尿路結石	98, 126
眠気	98
脳腫瘍	64
脳動静脈奇形	64
脳波	40
脳波異常	69
脳波検査	71

は行

発症年齢	40
パナイオトポーラス症候群	46
パニック発作	61
バルプロ酸ナトリウム（VPA）	80, 114, 147
半減期	103

ピーク時間	*103*
非痙攣発作重積状態	*59*
非定型欠神発作	*44*
フェニトイン（PHT）	*80, 118, 147*
フェニトイン中毒	*121*
フェノバルビタール（PB）	*80, 123, 147*
複雑部分発作	*10, 14, 50, 52, 166*
前頭葉起源の——	*26, 60, 61, 63*
側頭葉起源の——	*59, 63*
副作用	*98*
複視	*98*
服薬	*164*
部分てんかん	*110*
部分発作	*10*
ふらつき	*98*
プリミドン（PRM）	*125*
ペランパネル（PER）	*80, 143, 148*
片麻痺	*20*
ホスフェニトイン（PHT）	*121*
発作間欠期精神病	*158*
発作後もうろう状態	*11, 12, 14, 59*
発作後精神病	*154*
発作後の頭痛	*22*
発作時精神病	*153*
発作周辺期精神症状	*150, 152*
発作状況	*89*
発作症状	*11*
発疹	*98*
本人の報告	*7*

ま行

ミオクロニー発作	*10, 24, 31, 42, 44, 130*
水の事故	*165*
三つのステップ	*92*
目撃者の報告	*6*

や行

薬剤性過敏症候群	*98*
薬剤選択	*80*
薬物血中濃度	*96, 102*

ら行

ラコサミド（LCM）	*80, 144, 148*
ラモトリギン（LTG）	*80, 131, 148*
ルフィナミド（RFN）	*80, 141, 148*
レベチラセタム（LEV）	*80, 135, 148*
レンノックス・ガストー症候群	*30, 31, 33, 44, 66, 69, 70, 83, 114, 133, 141, 174, 175, 178-180*
ローランド発作	*46*

【著者略歴】

川崎　淳（かわさきじゅん）
川崎医院院長
1987年　京都大学医学部卒
1989年　国立療養所（現国立病院機構）宇多野病院レジデント
1992年　同病院精神科医師
2001年　同病院精神科医長
2005年　川崎医院開業
てんかん専門医

［著書］

公益社団法人てんかん協会編・川崎 淳「てんかん発作　こうすればだいじょうぶ」改訂版（「てんかん」入門シリーズ）．クリエイツかもがわ．2014.

"トコトンわかる"てんかん発作の聞き出し方と薬の使い方

2017 年 10 月 1 日　第 1 版第 1 刷 ©

著　　者　　川崎　淳　KAWASAKI, Jun
発 行 者　　宇山閑文
発 行 所　　株式会社金芳堂
　　　　　　〒 606-8425 京都市左京区鹿ヶ谷西寺ノ前町34番地
　　　　　　振替　01030-1-15605
　　　　　　電話　075-751-1111（代）
　　　　　　http://www.kinpodo-pub.co.jp/
組　　版　　株式会社 データボックス
印　　刷　　亜細亜印刷株式会社
製　　本　　有限会社 清水製本所

落丁・乱丁本は直接小社へお送りください．お取替え致します．

Printed in Japan
ISBN978-4-7653-1725-2

JCOPY <（社）出版者著作権管理機構 委託出版物>

本書の無断複写は著作権法上での例外を除き禁じられています．複写される場合は，その都度事前に，（社）出版者著作権管理機構（電話 03-3513-6969，FAX 03-3513-6979，e-mail: info@jcopy.or.jp）の許諾を得てください．

●本書のコピー，スキャン，デジタル化等の無断複製は著作権法上での例外を除き禁じられています．本書を代行業者等の第三者に依頼してスキャンやデジタル化することは，たとえ個人や家庭内の利用でも著作権法違反です．